ALTERNATIV HEILEN

Uta Hess studierte Philosophie und Geschichtswissenschaften. Heute schreibt sie Sachbücher zu den Themenbereichen Gesundheit und Bewußtseinsentwicklung. Sie beschäftigt sich intensiv mit Ernährungsfragen und hat Erfahrung mit verschiedenen Formen des Fastens. Fasten betrachtet sie als eine natürliche Energiequelle und als Basis für weiterführende Entwicklungsprozesse.

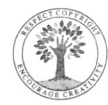

Originalausgabe Mai 1998
Copyright © 1998 Droemersche Verlagsanstalt Th. Knaur Nachf.,
München
Umschlagillustration: Susannah zu Knyphausen
Satz: Franzis-Druck GmbH, München
Druck und Bindung: Ebner, Ulm
Printed in Germany
ISBN 3-426-76170-X

5   4   3   2   1

Uta Hess

Energie-Fasten

Das Drei-Tage-Programm
für neue Lebenskraft

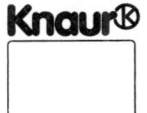

Inhalt

Die Vorbereitung auf das Drei-Tage-Energie-Programm 104

Über das Drei-Tage-Energie-Programm 114

Der erste Tag: die Veränderung 145

Der zweite Tag: Eröffnung der Möglichkeiten 161

Einleitung

Streß und Vergiftung: der Preis für Erfolg?

Nichts ist verständlicher, als erfolgreich sein zu wollen. Und nichts ist deshalb verständlicher, als für den beruflichen Erfolg das Beste zu geben. Doch wenn wir nicht aufpassen, verbrauchen wir unsere Basis: die Gesundheit und unser inneres Gleichgewicht. Sind die Kraftreserven erst einmal ausgebrannt und liegen unsere Nerven blank, dient dieses Opfer nicht gerade unserem Erfolg. Wir können nur weitermachen, unsere Position halten und noch mehr Erfolg haben, wenn wir über genügend Energie verfügen und unsere innere Ruhe bewahren. Die innere Kraft, die wir tagtäglich brauchen, um unser Leben möglichst erfolgreich zu bewältigen, kann nur aus einer positiven Energiequelle gespeist werden.

Junk Food, Hektik, Überarbeitung, wenig Schlaf, Konkurrenzkampf und wachsende Anforderungen machen es uns nicht immer leicht, täglich Schritt zu halten. Der Streß des Erfolgszwanges kostet Kraft, die nur selten ersetzt wird.

Wenn wir immer wieder mehr Energie verbrauchen, als wir neu auftanken können, kommt es ganz schnell zu der mit stiller Angst erwarteten Diagnose: ausgebrannt.

Außerdem verlieren wir den Kontakt zu uns selbst, zu unserer Seele, unserem eigentlichen Lebensziel und zusätzlich zum Göttlichen. Diesen Mangel an innerer Erfüllung schieben wir immer wieder zur Seite mit der Bemerkung »keine Zeit«. Doch die innere Leere, diese Unzufriedenheit trotz des Erfolgs, das große »wozu« nimmt zu.

Keine innere Ruhe zu finden, geht meist Hand in Hand mit einer falschen Ernährung. Nahrung soll uns aber körperliche Energie wiederbringen. Doch wir essen in Hektik oft Dinge, die uns noch mehr Energie nehmen, statt sie uns zu geben. Auch müßten wir innere Ruhe und Kraft tanken, statt dessen gestalten wir unsere rare Freizeit mit kräfteraubenden Aktivitäten.

- Psychischer und physischer Streß laugen uns aus und vergiften unseren Körper.
- Falsche Nahrung hinterläßt in unserem Organismus krankmachendes, lähmendes Gift.
- Falscher innerer Energiehaushalt vergiftet also unseren Geist.

Ohne gelegentliches Energietanken und innere Ruhepausen werden unsere Entscheidungen wie bei einer Panik von hohem Adrenalinspiegel geprägt.

Wir entscheiden nicht mehr aus der Ruhe und Gelassenheit des inneren Gleichgewichts heraus. Wir ignorieren die Warnungen unseres höheren Selbst und vergessen, daß wir alle nur ein Glühwürmchen angesichts des ewigen, göttlichen Lichts sind. Der Mensch gewöhnt sich an alles, auch an das Negative. Doch die ständige Vergiftung von Körper, Seele und Geist zeigt irgendwann ihre Folgen. Diese müssen nicht immer der totale Zusammenbruch oder das Aus durch eine schwere Krankheit bedeuten. Es kann der Verlust des Kontaktes zu sich selbst sein. Einsamkeit und innere Leere werden nicht nur durch die Abwesenheit anderer Menschen ausgelöst, sondern durch den Verlust des eigenen Selbst im alltäglichen Leben. Dabei ist es eigentlich einfach, eine kurze Pause einzulegen. Eine Auszeit für den ganzen Menschen. Eine individuelle Kur für Erfolgreiche, um mit ausgeruhten, frischen Kräften zurückzukehren und vielleicht sogar mit einem neuen Lebensplan in der Tasche. Die ständige Vergiftung von Körper, Seele und Geist kennt nur eine einfache Antwort: Entgiftung.

Die einfache Anwort: Entgiftung

Entgiftung sollte sich nicht nur auf körperliche Ebenen beschränken. Wir sehen an vielen Prominenten, die z. B. Übergewichts- oder Suchtprobleme haben, daß eine rein körperliche Entgiftung kaum von dauerhaftem Erfolg ist. Selbstverständlich muß der Körper in die Entgiftung einbezogen werden, aber er darf nicht der einzige zu entgiftende Bereich bleiben. Der ganze Mensch braucht diese Entgiftung und das Energietanken, nicht nur sein Körper. Der Mensch existiert auf drei Hauptenergieebenen gleichzeitig. Diese Energieebenen wirken aufeinander, bedingen sich gegenseitig und treten niemals wirklich getrennt auf.

• Der Körper – die materielle Ebene: Der Körper als materielles Abbild des seelischen Zustandes.
• Die Seele – die mentale Ebene: Die Seele als Zusammenwirken von Bewußtsein, Unterbewußtsein und Bezug zum Göttlichen.

- Der Geist – die spirituelle Ebene: Der Geist als Verbindungszentrale zwischen höherem Selbst Seele und Kosmos.

Eine erfolgreiche Entgiftung sollte auf allen drei Ebenen stattfinden, und auf allen drei Ebenen sollte Energie getankt werden. Deshalb ist das Drei-Tage-Energie-Fasten auch kein Fasten im üblichen Sinne. Dieser Kurzurlaub zur ganzheitlichen Erfrischung befaßt sich mit allen drei Energieebenen des Menschen. Es ist ein effektives Kurzzeitprogramm, um alten Ballast loszuwerden und neue Energien zu gewinnen.

Wohlbefinden und Kraft für Körper und Seele

Um erfolgreich zu sein, braucht man viel Kraft. Um viel Kraft tanken zu können, braucht man zunächst viel Stauraum für die neue Energie. Diesen inneren »Füllplatz« können wir uns nur verschaffen, indem wir uns zuvor gründlich reinigen. Je mehr Gifte, ob physische oder psychische, wir entschlacken und herausbefördern, um so mehr Raum ist anschließend für frische Energie vorhanden.

Dieser Prozeß des Entgiftens und Energietankens geschieht jedoch nicht zeitlich nacheinander. Es handelt sich um einen parallel ablaufenden Vorgang.

Genauso wie man die drei Ebenen des ganzheitlichen Menschen nicht voneinander isolieren kann – alle drei stehen immer in gegenseitiger Wechselwirkung –, so ist es unmöglich, Entgiftung und Energietanken voneinander zu trennen.

Ein und derselbe Vorgang, der entgiftend wirkt, führt gleichzeitig frische Energie zu.

Das Saftfasten: Das Fasten mit den verschiedensten Frucht- und Gemüsesäften entschlackt unseren Körper optimal von giftigen Restbeständen des ungesunden Junk Foods und führt ihm zugleich reichlich Mineralstoffe, Spurenelemente, Vitamine, Ballaststoffe sowie Energie zu. Ein leichtes Bewegungsprogramm ergänzt diesen Vorgang der Entgiftung und Energiegewinnung.

Meditieren: Meditationen verschaffen unserem Geist innere Ruhe. Diese Ruhe ist nicht nur eine Pause von der sich meist negativ auswirkenden Alltagshektik, sondern diese innere Einkehr entschlackt unseren Geist. Gedanken werden losgelassen, statt sie – wie gewohnt – festhalten zu müssen. Durch das Abfließen negativer Energiestaus aus dem Geist lösen sich Blockaden, der Geist öffnet sich, wird wieder freier und stößt über seine künstlich geschaffenen Grenzen ins Unendliche vor. In dieser Unendlichkeit kann der Geist unermeßliche Mengen Energie aus positiver göttlicher Quelle tanken. Erweitert und gereinigt kehrt er zurück mit einer neugewonnenen inneren Ruhe und Zentrierung.

Visualisieren: Die Seele ist mit vielen negativen Gefühlen verunreinigt: gestauter Ärger, vergeudete Zeit, Ungerechtigkeiten, Unachtsamkeiten gegen das eigene Selbst. Die seelische Reinigung kann über einen positiven inneren Bewußtseinsausflug geschehen, indem wir unserer Seele erlauben, in Bildern und Gefühlen der Freiheit, Leichtigkeit und Zugehörigkeit zum Ewiggöttlichen zu reisen. So verschwinden die Frustrationen, aber zugleich werden positive, höhere, spirituelle Energien aufgenommen.

Die Vorgänge auf diesen drei dargestellten Ebenen geschehen nicht voneinander getrennt. Nur so ist eine komplette Kurzkur überhaupt möglich. Die körperliche Entgiftung und Energieaufnahme fördert ebenso spirituelle Erneuerung, wie geistige Entschlackung wiederum das körperliche Wohlbefinden steigert. Alles wirkt gebündelt, deshalb potenziert sich das allgemeine Wohlbefinden. Der Körper kann einfach nicht optimal erfrischt werden, wenn die Seele weiter leidet. Der Geist kann nicht neue Klarheit gewinnen, solange fette Mayonnaise durch den Verdauungstrakt fließt.

Das Drei-Tage-Energie-Fasten berücksichtigt alle drei Ebenen des ganzheitlichen Menschen. Jede Ebene verlangt eine andere Entgiftung, daher benötigt jede eine andere Energieform aus verschiedenen Quellen.

Eine dreitägige »Auszeit«: der Beginn eines neuen Lebens

Die folgenden Kapitel über eine persönliche dreitägige »Auszeit« für Körper, Seele und Geist sind Vorschläge. Vielleicht haben Sie schon gute Erfahrungen mit anderen Meditationsübungen oder einer anderen Form der inneren Reise gemacht. Diese individuellen Erlebnisse können durchaus bei dieser Kurzkur herangezogen werden. Das Energie-Fasten ist eine äußerst persönliche Angelegenheit und sollte auch so gestaltet werden. Es können immer nur Anregungen gegeben werden, aus denen sich jeder das Beste heraussuchen sollte. Ein Leser, der Yoga gut beherrscht, sollte gerade in dieser Kurzkur nicht darauf verzichten, seine Kenntnisse zum eigenen

Wohl anzuwenden. Jemand, der noch nie Yoga gemacht hat, muß nicht unbedingt während der ersten Kur damit beginnen. Ein genußvoller Spaziergang tut es auch.

Das Energie-Fasten sollte auf keinen Fall als ein weiteres Pflichtprogramm absolviert werden. Es soll ein Kurzurlaub, ein Entspannen, Entgiften, Energietanken, einfach ein Sich-Wohlfühlen sein. Energie-Fasten ist die Auszeit für das Selbst, den Körper und Geist. Es ist die Zeit, sich endlich einmal wieder dem Menschen liebevoll zuzuwenden, von dem jeder am meisten auf der ganzen Welt verlangt: sich selbst.

Der ganz normale Alltag

Hektik, Streß und falsche Ernährung

Streß bedeutet nicht gleich Streß. Es gibt positiven und negativen Streß. Doch die Gratwanderung zwischen beiden Zuständen fällt im Alltag fast immer zur negativen Seite aus. Anfangs überwiegt zwar der Spaß an der Leistung, der Ehrgeiz, gute Resultate im Beruf zu erzielen, doch irgendwann kommt der Wendepunkt, alles wird mühsam. Was ist geschehen?

Zunächst einmal liegt vermutlich eine mangelhafte Ernährung vor. Das mag seltsam klingen in einer Überflußgesellschaft, in der überall Lebensmittel im Übermaß vorhanden sind. Doch machen wir uns oft nicht klar, daß die übliche industriell hergestellte Ernährung unseren Körper gar nicht versorgt, sondern uns bestenfalls Gaumenfreuden bereitet. Der Grad der Denaturierung unserer Nahrungsmittel steigt von Tag zu Tag. Kaum ein Lebensmittel, das nicht mit Auszugsmehl, Zucker oder künstlichen Aroma- und Konservierungsstoffen zum Verbraucher gelangt. Diese denaturierte Nahrung führt unserem Körper so gut wie gar nichts zu, was er irgendwie brauchen könnte. Im Gegenteil, durch diese Nahrung wird der ohnehin belastete Körper noch mehr in den Mangelzustand getrieben. Der negative Kreislauf körperlicher wie seelischer Auszehrung beginnt.

Ein Mensch, der geistige Leistungen vollbringt, benötigt

die zehnfache Menge an Vitamin B und C im Vergleich zu einem Menschen in geistiger Ruhe. Berücksichtigt man noch die Tatsache, daß das Rauchen einer Zigarette den Vitamin-C-Gehalt einer Apfelsine verbraucht, so wird jedem schnell klar, daß Leistungsträger oft einen Vitamin-Notstand erleiden. Der Mangel an Vitaminen und Vitalstoffen zehrt Körper und Geist aus. Die Folge – neben den körperlichen Erschöpfungszuständen und Konzentrationsmangel – ist der seelische Notstand mit Depressionen und Sinnverlust. Doch das Übergehen geistiger und körperlicher Notsignale führt oft nur zu verstärkter Hektik und noch ungesünderem Eßverhalten. Diese Eskalation gipfelt in einer Ballung, die wir als negativen Streß bezeichnen. »So kann ich nicht weitermachen«, heißt eine der geheimen Gedankenbotschaften der Seele, die den baldigen Ernstfall signalisiert. Diese Warnungen der Seele werden jedoch häufig einfach verdrängt, zurück bleibt die Angst vor dem Tag X.

Ausgebrannt: die Angst vor dem Zusammenbruch

Ausgebrannt sein, Schlappmachen und Zusammenbrechen sind die großen verborgenen Ängste aller leistungswilligen Menschen. Ereilt dieses Schicksal einen Mitstreiter an der beruflichen Konkurrenzfront, wird schnell darüber hinweggegangen. Diese Vorfälle bringen die geheimen Ängste aller ans Tageslicht. Durch kollektives Ignorieren werden Zusammenbrüche wieder in die Dunkelkammer der eigenen Seele verbannt. Die Angst wird aber stärker und jeder versucht weiter für sich, davonzulaufen, zu fliehen. Doch wie weit muß man flüchten, um sich selbst aus den Augen zu verlieren? Ein Wettlauf mit dem eigenen Schatten beginnt. Bis man ausgepumpt hechelnd anhält und feststellt, er ist immer noch da, dieser Schatten der Angst.

Bekanntlich sind alle Dinge bei Licht betrachtet halb so schlimm. Genau darum soll es in diesem Buch gehen. Machen Sie sich klar, daß es einfache, wenn auch grundlegende Ursachen gibt, warum ein Mensch ausgebrannt sein kann. Das Beruhigende daran, es gibt ebenso einfache wie grundlegende Wege, diesen Zustand zu ändern. Zunächst ist es wichtig, den Zusammenhang zwischen Körper und Seele zu verstehen und auch zu akzeptieren. Dann kann die Einsicht folgen, daß beide richtig ernährt werden müssen. Das Energie-Fasten könnte für Sie der Beginn einer neuen Lebensführung sein, vielleicht sogar der erste Schritt zu einer gesünderen, natürlicheren Ernährung, kombiniert mit Ruhepausen für Ihren Geist.

Keine Energie: Was sind die Hintergründe?

Wenn dem Körper immer zu wenig Vitamine, Mineralien, Spurenelemente oder Vitalstoffe zugeführt werden, leiden alle Körper- und Organfunktionen mit darunter. Gerade das Gehirn und die Nervenzellen bleiben unterversorgt und büßen einen Teil ihrer Funktionstüchtigkeit ein. Das wirkt sich unmittelbar auf das eigene Leistungsvermögen aus. Immer mehr Kraft muß aufgewandt werden, um das gewohnte Leistungsniveau zu halten. Bei Spitzensportlern nehmen wir zur Kenntnis, daß diese auf ihre Ernährung strengstens achten. Warum aber sollte es bei geistigen Leistungen anders sein? Wie gesagt, Körper und Seele stehen in ständiger Wechselwirkung. Wer Leistungen vollbringen will, muß beide richtig ernähren.

Allerdings vermag ein schwer depressiver Mensch noch soviel qualitätsvolle Nahrung aufzunehmen, ohne die richtige geistige »Energie-Nahrung« wird sie ihm nicht allzu viel nutzen. Energielosigkeit, eine der großen Angstzustände der Leistungsträger, entsteht oft gleichzeitig auf allen drei Energieebenen.

Körperliche Energielosigkeit: Schlechte Ernährung durch denaturierte Nahrungsmittel führt zu chronischem Vitaminmangel, Mineral- und Vitalstoffen. Die Körperfunktionen sind häufig nur noch eingeschränkt leistungsfähig. Benötigte Substanzen werden aus scheinbar weniger wichtigen Regionen abgezogen, um die angeforderte Leistung erbringen zu können. Typische äußerliche Anzeichen: brüchige Fingernägel und Haare, schlechte Haut und Zähne. Der Körper bremst in diesem Zustand die eigene Leistungsbereitschaft herunter, um seine Selbsterhaltung nicht zu gefährden. Das Resultat: körperliche Schwäche, Konzentrationsmangel, Müdigkeit.

Geistige Energielosigkeit: Der körperliche Mangel bewirkt eine Schwächung der nervlichen Belastbarkeit bei gleichzeitiger, beständiger nervlicher Anspannung. Durch den Leistungsabfall verängstigt, treiben viele von uns sich selbst immer weiter zum Arbeiten an. Der typische »Workaholic« gönnt sich keine Ruhepausen mehr. Der Geist hat keine Erholungsphasen, in denen er endlich entspannen und in die Weite des Alls wandern darf. Die ständige Konzentration auf das enggefaßte Feld beruflicher Probleme und deren Lösung engt den Geist ein. Der Geist ist nicht bereit, auf Dauer diese künstliche Knebelung zu akzeptieren. Genau wie auf der körperlichen Ebene treten bei dieser derart einseitigen Beanspruchung Mangelzustände auf, aus denen sich der Geist gern befreien möchte. Zunehmend verweigert er den eingeschränkten Dienst durch geistige Abschweifungen und Flucht in Ersatzwelten. Das Resultat: Verlust des Bezugs zur Gegenwart und der Situationseinschätzung, gedankliche Abschweifungen, Nicht-mehr-bei-der-Sache-sein-Können, Übersichtsverlust.

Seelische Energielosigkeit: Die Seele, als unsterbliche Basis des Egos, ist bestrebt, im Einklang mit dem großen göttlichen Ganzen zu agieren. Werden die emotionalen Verbundenheitsgefühle unterdrückt oder gar abgeschnitten, erleidet die Seele einen Einsamkeitsschock. Durch die Auszehrung auf körperlicher und geistiger Ebene, begleitet durch den weiterhin künstlich aufrechterhaltenen Leistungsdruck, wird die spirituelle Seite eines Menschen komplett vernachlässigt. Die Seele besteht aber darauf, die individuelle Lebensaufgabe zu berücksichtigen, in der sich der Einzelne im größeren Zusammenhang aufgehoben fühlt. Die ausschließliche Konzentration auf die berufliche Leistung schränkt unseren Horizont derartig ein, daß die inneren Maßstäbe verrücken. Während der Eskalation des umfassenden Mangels fühlt sich der Einzelne wichtiger, als er eigentlich ist. Die Vergiftung der Seele nimmt ihren traurigen Lauf. So großartig die Leistungen einzelner Menschen auch sein mögen, das höhere Selbst weiß, daß nichts an die Leistung Gottes, wie z. B. einen Apfel wachsen zu lassen, heranreichen könnte.

Das Resultat: Gefühle der Vereinsamung, Sich-unverstanden-Fühlen, Sinnverlust, Sinnlosigkeit des eigenen Daseins, Werteverlust.

Ein erster Schritt, um Mangelzustände auf den drei Ebenen bei sich selbst wahrzunehmen zu können, ist, sich den Alltag bewußt zu machen.

Stadtleben und Leistungsdruck: die schlimmsten Energieräuber

Energieräuber sind Situationen oder Zustände, die auf allen drei Energieebenen nur Kraft kosten und keine neue Energie zurückbringen. Dieser Energieraub geschieht unbewußt, da wir durch unsere volle berufliche Konzentration verlernt haben, achtzugeben. Jeden Tag verbrauchen wir durch die bewußt nicht wahrgenommenen Energieräuber eine Menge Kraft, die uns im Beruf oder zum privaten Wohlfühlen dann nicht mehr zur Verfügung steht.

Die schlimmsten Energieräuber im Überblick

Stadtlärm
Der ständige Geräuschpegel läßt unsere Urinstinkte nicht zur Ruhe kommen. Selbst noch im Schlaf hält ein Teil unseres Inneren immer Wache, ob Gefahr von außen droht.
Geschätzter Energieverlust: Bis zu einem Drittel.

Optische Reizüberflutung
Durch die unüberschaubare Vielzahl an Menschen, Autos und Leuchtreklamen verunsichert, sortiert das Unterbewußtsein ununterbrochen aus, was gefährlich sein

könnte oder nicht. Ein großer Teil unserer Aufmerksamkeit wird durch diesen Urinstinkt der Situationseinschätzung gebunden.

Geschätzter Energieverlust: Zwischen zehn und zwanzig Prozent.

Verlust des Sippengefühls

Konkurrenzkampf/Intrigen Unser Urinstinkt sagt uns, daß wir innerhalb unserer Familie stärker und überlebensfähiger sind. Doch durch Vereinzelung (bis zu sechzig Prozent Single-Haushalte in den Großstädten) und ständigen Konkurrenzkampf am Arbeitsplatz (wer ist Freund oder Feind?) wird ein konstantes Gefühl der Angreifbarkeit verursacht.

Geschätzter Energieverlust: zwischen fünf bis zehn Prozent.

Ständiger Leistungsdruck

Durch das Ignorieren der natürlichen Leistungswellen fühlt sich der Einzelne ständig unzulänglich und überfordert. Der Wechsel von Anspannung und Ruhe wird durch eine Freizeitgestaltung, die wiederum Aktivität von uns fordert, unterbunden, und Ruhe findet kaum statt. Pausen während der Arbeitszeit werden entweder übergangen oder unangemessen genutzt. Die kleinen Auszeiten zwischendurch, für geistige Entspannung, werden vernachlässigt.

Geschätzter Energieverlust: Zwischen 10 und 20 Prozent.

Unregelmäßige, schlechte und hektische Eßgewohnheiten

Der Mangel an lebensnotwendigen Substanzen schwächt Körper und Geist.

Geschätzter Energieverlust: Zwischen fünf und fünfzig Prozent.

Zu wenig Schlaf

Durch Übereifer am Arbeitsplatz und scheinbar unbedingt nötiger Präsenz bei gesellschaftlichen Verpflichtungen in der Freizeit wird oft das erforderliche Schlafvolumen von acht Stunden sträflich unterschritten.
Geschätzter Energieverlust: Zwischen fünf und fünfzig Prozent.

Überaktivität in der Freizeit

Statt »die Seele baumeln zu lassen« bestehen die Freizeitbeschäftigungen oft aus weiteren anspannenden und belastenden Aktivitäten. Auch das Fernsehen läßt den Geist nicht zur Ruhe kommen. Schlimme Angewohnheit zu Wochenbeginn: Aufzählen der Wochenendaktivitäten am Arbeitsplatz (erneuter Leistungswettkampf).
Geschätzter Energieverlust: Zwischen fünf und zwanzig Prozent.

Einige dieser allgemeinen Energieräuber überfallen fast jeden Menschen in seinem Leben. Leider sind immer mehrere Räuber gleichzeitig vorhanden. Addiert man den geschätzten Energieverlust, so können sich scheinbar widersinnige Resultate von 150 oder 200 Prozent Energieverlust ergeben. Aber dies ist nur scheinbar unmöglich. Denn unser Körper, Seele und Geist mobilisieren alle verfügbaren Reserven, um den Energieraub auszugleichen. Dadurch wirtschaften wir uns natürlich langfristig in ein totales Energieminus. Diese Minusbilanz bildet den Auslöser für die Zustände des Zusammenbruchs oder, als Vorstufe, die Träume von der berühmten einsamen Insel. Mit den täglichen Energieverlusten bereits im Gepäck, versuchen wir in unserem Berufsalltag Spitzenleistungen zu vollbringen. Gleichzeitig verstärkt das individuelle, ununterbrochene Leistungsbedürfnis noch zusätzlich den Minus-Rekord. Kaum noch verwunderlich also, warum so viele Zeitgenossen schnell auf der Strecke bleiben. Sie haben oft keine Ahnung, wie es dazu kommen konnte. Ich möchte an dieser Stelle noch einmal betonen:

Es ist eben nicht ein dubioses, individuelles Versagen oder eine Schwäche der Persönlichkeit, an Energiemangel zu leiden. Es handelt sich um ein allgemein verbreitetes, unausgesprochenes, falsches Energiemanagement! Das Energie-Fasten kann als ein erster Schritt auf dem Weg zu einem neuen Energie-Bewußtsein angesehen werden.

Viele negativen Zustände der Energieräuber-Tabelle lassen sich durch bewußten Umgang schnell und wirkungsvoll ändern.

Ein warmes Kräuterbad am Abend an Stelle einer Soap Opera im Fernsehen vermag schon Linderung zu verschaffen. Oder auch die Mittagspausen bewußt nutzen, zur Schaffung einer kleinen Auszeit. Die Firma läßt man in solchen Augenblicken weit hinter sich. Ein Spaziergang im Park bringt ebenfalls viel Energie zurück. Nicht in jeder Pause im Betrieb müssen mit den Kollegen Firmenprobleme besprochen werden! Nicht ohne Gründe verfügen leistungsstarke japanische Firmen über Ruhe- und Fitneßräume für ihre Mitarbeiter. Selbst Kurzmeditationen am Arbeitsplatz werden in Japan gern gesehen, oft sogar angeordnet. Es geht nicht darum, Ihre

Firma nach japanischem Vorbild zu organisieren, aber für kleine Entspannungen sollte man in jedem Alltag Platz finden. Seien Sie erfinderisch, wenn es darum geht, das eigene Energieniveau zu regulieren. Ein guter Energiezustand ist der einzige Garant für Ihr Wohlbefinden und Ihr Leistungsvermögen!

Die drei Energie-Ebenen

Die Beschreibung der drei Energieebenen soll einen Einblick in das mögliche individuelle Energie-Potential gewähren. Die positiven Quellen des eigenen Energiehaushalts zu kennen hilft später der negativen Seite, dem Energieraub entgegenzuwirken. Das untrennbare Zusammenspiel unserer energetischen Kräfte kennenzulernen soll zu einem Bewußtsein verhelfen, daß wir unser Selbst nicht in getrennte Schubkästchen zerteilen können. Alle Kräfte innerhalb des einzelnen Menschen befinden sich miteinander in Wechselwirkung. Das einzelne Individuum steht wiederum als kleines Teilchen in Wechselwirkung mit kosmischen Energiezusammenhängen.

Im idealen Fall bilden wir in uns selbst den unblockierten Energiekreislauf und nehmen zugleich am größeren göttlichen teil. So würde sich ein gesamter Energieverlauf in Form einer unendlichen Acht ergeben. Die Kreisbewegung, auf das individuelle Zentrum gerichtet, findet ihren Gegenpol in der Bewegung vom Ego weg, hin zum göttlichen Mittelpunkt.

Dieses Idealbild des menschlichen Energiezustandes vor Augen, können wir nun die drei verschiedenen Energieebenen betrachten.

Falls sich wieder einmal Kraftlosigkeit breit machen sollte, tanken Sie mit Hilfe dieses Wissens Energie auf allen drei Ebenen.

Die drei Kräfte: Wille, Gefühl und Verstand

In der ganzheitlichen Philosophie bilden die drei Kräfte Wille, Gefühl und Verstand das Aktivitätspotential des menschlichen Selbst.
In jedem der verschiedenen Zustände des Selbst kann eine der drei Kräfte überwiegen. Aber dadurch sind die anderen beiden nicht verschwunden. Sie sind lediglich zu einem geringeren Prozentsatz vertreten. Erstellt ein Mensch z. B. eine logische Analyse, dann ist der Verstand dabei die dominierende Kraft. Dennoch sind Wille und Gefühl auch vorhanden. Sie passen sich der Gegebenheit an und »dienen« für diesen Moment unserem Verstand. Natürlich sind die beiden anderen Seelenkräfte anteilig nicht wirklich reduziert. Sie sind lediglich »eingefärbt«. Bei einer logischen Analyse ist das Willenspotential vom Verstand »gefärbt«. Der Wille, als eigener Wille die Aufgabe zu lösen, unterstellt sich seinem momentanen Kommandanten, dem Verstand. Das Gefühl fährt seine übergreifenden Bedürfnisse zurück und »färbt« sich, für eine gewisse Zeit, als Vorfreude auf das erfolgreiche Lösen der gestellten Aufgabe.
Genauso ist ein Gefühlszustand nie ohne Begleitung verminderter beziehungsweise »gefärbter« Verstandes- oder Willenskräfte zu finden.
Doch erlaubt das ganzheitliche Selbst eben nicht, daß ständig eine Kraft überwiegt. Die Seelenkräfte befinden sich von Natur aus im Wechselspiel. Auf diese Weise wird ursprünglich das ganzheitliche Erfassen der Wirklichkeit garantiert!
Versucht ein Mensch, immer eine Kraft bevorzugt zu beanspruchen, spielt das eigene Selbst ihm einen Streich.

Der Logiker wird mitten in seinen Analysen kindisch oder der Powertyp kann sich plötzlich nicht mehr durchsetzen und analysiert alles derartig detailliert, daß er seine Chancen verpaßt.

Das Gleichgewicht und die Wechselwirkung der Kräfte

Das menschliche Selbst ist in seiner Grundstruktur von der Harmonie seiner Kräfte geprägt.

Bringen wir nun dieses Wechselspiel der Kräfte durcheinander, durch Überbeanspruchung einer der Komponenten, so werden die ständig unterdrückten Seelenkräfte eines Tages ihr Recht einfordern. Wille, Gefühl und Verstand sind miteinander verwoben wie ein Zopf. Es wird nie einen haltbaren Zopf geben, ließe man eine oder gar zwei der Strähnen unbeachtet draußen liegen. Die ganze Existenz des Zopfes würde durch ein derartiges Vorgehen in Frage gestellt werden. So wird auch die Basis unserer ganzheitlichen Existenz aufs Spiel gesetzt, wenn wir uns zu einseitig verhalten.

Wille, Gefühl und Verstand sind die aktiven Seelenkräfte des Menschen, sozusagen die Werkzeuge zur Bewältigung des Lebens und unserer individuellen Lebensaufgabe.

Der Zusammenhang zwischen den drei Seelenkräften und den drei Energieebenen ist leicht herzustellen:

- Das *Bewußtsein* beherbergt die *aktive Kraft* des Verstandes. Der Geist setzt über den *Willen* seine Ziele durch. Die *Seele* lenkt durch die Macht der *Gefühle* den Lebensweg.

Die drei aktiven Kräfte des ganzheitlichen Selbst brauchen Energie, um miteinander im Wechselspiel zu wirken. Diese Energie wird ihnen in der Regel von ihrer Quelle gegeben.

Das Bewußtsein speist den Verstand. Der Geist verleiht dem Willen Kraft, und die Seele verleiht den Gefühlen ihren Antrieb.

Werden nun durch Energieraub und/oder selbstverschuldetes Fehlverhalten diese internen Energiequellen geschwächt, dann lassen die aktiven Kräfte zur Lebensbewältigung nach. Es tritt ein Zustand der Energielosigkeit ein.

Der Verstand kann nicht mehr sauber arbeiten, es kommt zu Fehlentscheidungen und Trugschlüssen.

Der Geist kann nur noch einen schwachen Willen produzieren, dadurch schwinden Durchsetzungsvermögen und Überzeugungskraft.

Geschwächte Intuitionen, durch verminderte Energie der Seele, nehmen dem Selbst seinen Kompaß, orientierungslos findet es seinen Weg nicht mehr.

Diese philosophischen Grundstrukturen des Selbst mögen nachdenklich stimmen.

Wie sieht es nun in der Praxis aus? Womit können wir im praktischen Leben unsere Energiequellen auf allen drei Ebenen auftanken? Welchen Treibstoff benötigen unsere Seelenkräfte?

Die Energie des Körpers:
Nahrung, Luft und Bewegung

Die Energiequellen des Körpers sind einfach zu benennen: Natürliche Nahrung, gute, saubere Luft und ausreichende, angemessene Bewegung.

Nicht nur Pfarrer Kneipp und andere namhafte Naturärzte benutzten diese obengenannte kurze Formel zur Behandlung ihrer Patienten. Auch viele esoterische Richtungen entdecken heute diese drei natürlichen Energie- und Heilquellen des Körpers wieder. Selbst wenn der Einzelne guten Willens ist, sich nach dieser Gesundheitsformel zu richten, taucht im hektischen, leistungsorientierten Berufsalltag häufig die Frage auf: Wie soll ich das denn auch noch schaffen? Die Antwort ist ebenso klar wie einfach: Wenn man falsch, das heißt gesundheitsfeindlich lebt, hilft es dem Körper schon, Stück für Stück energiefressende Gewohnheiten gegen gesundheitsfördernde Maßnahmen einzutauschen.

Gesunde Ernährung: Am besten wäre es, nur noch natürliche, vollwertige Lebensmittel zu sich zu nehmen. Diese füttern den Körper nicht nur mit allen notwendigen Substanzen, sondern entgiften ihn auch über Urin und Stuhlgang. Denaturierte Nahrung ist auf dem Speiseplan eines leistungsorientierten Menschen eigentlich fehl am Platze.

In den Großstädten gibt es glücklicherweise Bioläden und Reformhäuser, inzwischen ein selbstverständlich gewordenes Netz an Einkaufsmöglichkeiten. Der erste Schritt zur Verbesserung wäre, seine Lebensmittel dort, aus streng biologisch kontrolliertem Anbau, zu kaufen. Leider sind diese Produkte in der Regel um einiges teurer als denaturierte Pseudonahrung aus dem Supermarkt. Doch wer erfolgreich sein will, kann nur mit einem gesunden Körper Leistungen bringen. Die höhere Ausgabe für gesunde Lebensmittel macht sich immer bezahlt. Ein abruptes Ende einer vielversprechenden Karriere ist in jedem Fall und in jeder Hinsicht wesentlich teurer.

Auch außerhalb des Energie-Fastens sind frisch gepreßte Obst- und Gemüsesäfte ein wahrer Jungbrunnen und eine Energietankstelle für den Körper. Kräuter- oder Früchtetees haben verschiedene, entgiftende sowie heilende Wirkungen. Bekämpfen Sie lieber auftretende Beschwerden im Alltag mit diesen natürlichen Mitteln als mit Kaffee, Nikotin, Medikamenten oder Alkohol. Ein natürliches, salzarmes Mineralwasser, ohne Kohlensäure, sollte immer griffbereit neben Ihrem Schreibtisch stehen. Wasser mit Zimmertemperatur ist ohnehin für den Magen bekömmlicher als eisgekühlte Drinks.

Wer sich zusätzlich zur natürlichen Nahrung noch mit der optimalen Ausnutzung der Nährstoffe beschäftigen möchte, sollte sich mit der Trennkost nach Dr. Hay beschäftigen.

In Sachen Ernährung seien Sie bitte Ihr eigener Coach. Um gesund und fit zu bleiben, brauchen Sie einen gesund ernährten Körper, der vor Leistungsbereitschaft nur so strotzt. Vielleicht gibt Ihnen das Energie-Fasten den Anstoß, einmal über Ernährung nachzudenken oder zu lesen.

Gesunde Luft: Der Organismus sollte stets mit genügend Sauerstoff versorgt werden, um alle Körperfunktionen optimal und reibungslos durchführen zu können. Beim Ausatmen wird der Körper von giftigen Gasen entsorgt.

Vielleicht denken Sie an dieser Stelle: »Gut und schön, aber in der Großstadt ist die Luft doch ohnehin verpestet!« Das stimmt leider. Aber es gibt dennoch Möglichkeiten, diesen Zustand wenigstens nicht für sich selbst noch zu verschlimmern. Spaziergänge im Park, Ausflüge ins Grüne am Wochenende, offene Fenster am Arbeitsplatz und nicht zuletzt der Verzicht auf den blauen Dunst, der zusätzlich die Giftbelastung für den Körper steigert. Es gibt auf dem großen Markt der Elektroartikel auch Luftbefeuchter und Luftreiniger, die sich an sehr belasteten Arbeitsplätzen einsetzen lassen. Falls Sie gezwungen sind, in sehr trockener Luft zu arbeiten, verursacht durch Klimaanlagen oder Zentralheizungen, könnten Wasserbehälter auf den Heizkörpern oder Wasserschalen auf dem Schreibtisch ein wenig zur Verbesserung der Atemluft beitragen.

Genau wie erst die Summe aller schädlichen Lebensumstände eine gesundheitliche Zeitbombe ticken läßt, helfen auch all die kleinen Dinge zur Verbesserung unseres körperlichen Wohlbefindens.

Noch eine Anregung zum Lufttanken: Falls Sie in einer Großstadt arbeiten und von der beruflichen Anspannung sehr ausgelaugt sind, sollten Sie wenigstens den Urlaub in sauerstoffreicher Natur verbringen. Selbst wenn New York als Reiseziel »in« sein sollte, verzichten Sie zugunsten Ihrer Gesundheit lieber darauf.

Gesunde Bewegung: Angemessene körperliche Bewegung hält nicht nur den Körper elastisch, sondern härtet ihn auch gegen viele Infektionen ab. Zugleich werden durch die erhöhte Kreislauffrequenz viele kleine Ablagerungen und Gifte aus dem Körper herausgespült. Schweiß ist der dritte Weg der körpereigenen Entgiftung.

Der Gedanke, nach einem Arbeitstag voller Hektik und Anspannung auch noch Fitneß zu betreiben, klingt für viele wie die Fortsetzung des Alptraums. Aber das muß nicht sein. Niemand kann Sie dazu zwingen, eine Bewegungsart zu wählen, die Sie hassen. Es wird bestimmt etwas geben, das unabhängig von Modetrends oder der Meinung Ihrer Kollegen auch Ihnen liegt. Zunächst sollte sich niemand das körperliche Bewegungsprogramm durch weiteren Leistungsstreß vermiesen lassen. Zunächst einmal ist völlig egal, was, wann oder womit Sie anfangen. Es sollte für Sie nur ein Vergnügen sein und keine Qual. Vielleicht paßt Ihre Persönlichkeit nicht in das Korsett dieses oder jenes Fitneßclubs. Na und? Schneidern Sie sich Ihr eigenes individuelles Wohlfühlprogramm. Es gibt eine so große Vielzahl an Bewegungsarten, daß jeder etwas finden kann. Sie schaffen sich damit nicht nur die notwendige Bewegung zur Gesunderhaltung Ihres Körpers, sondern auch ein aktives, höchst persönliches Lebensgefühl. Fernsehen und Stammgast in Kneipen zu sein, ist Konsum, aber keine Lebensart. Neben den Massensportarten wie Joggen, Bodybuilding, Tennis oder Fußball gibt es sicher auch noch andere interessante Individualsportarten wie Bogenschießen, Degenfechten, Tai Chi, Yoga oder die Fünf Tibeter. Der Blick in ein Sportlexikon läßt überraschende, interessante Möglichkeiten entdecken.

Selbst im noch so von Leistungen geprägten Alltag lassen sich gesunde Nahrung, gute Luft und Bewegung unterbringen. Um das eigene Energiemanagement auf Vordermann zu bringen, hilft es oft, sich bewußt zu machen, womit man eigentlich die Freizeit verbringt. Oft genug vergeudet man seine Zeit mit energieraubenden Beschäftigungen, die einem noch nicht einmal mehr Spaß machen. Es spricht doch nichts dagegen, die eine oder andere ungeliebte Freizeitbeschäftigung aufzugeben. Der Lohn für ein aktives, freudemachendes Bewegungsprogramm ist eine verläßliche Gesundheit, die man mit Geld gewiß nicht zurückkaufen kann.

Die Energie der Seele: Gefühle

Die Energiequelle der Seele sind positive Gefühle wie Lebensfreude, Geborgenheit, Liebe und Spontaneität.
In der Regel werden unsere Gefühle im beruflichen Alltag stark zurückgedrängt. Dies mag in einem gewissen Rahmen sinnvoll sein, zumindest für den funktionellen Arbeitsablauf. Doch niemand kann oder will uns verbieten, zwischendurch mal einen Witz zu machen oder sich über einen Sonnenstrahl, der durch das Bürofenster dringt, zu freuen. »Das sind doch Kleinigkeiten!« haben schon manche Leute spöttisch geantwortet. Richtig! Das sind die kleinen Dinge des Lebens, die unsere Seele jeden Tag bei Laune halten. Wenn man sich ständig selbst verbietet, Freude zu empfinden, sich nur noch erlaubt, bei öffentlichen Großereignissen ein wenig zu lächeln, dann leidet die arme Seele Höllenqualen. An dieser Stelle kann die Frage eines buddhistischen Meisters an seinen Schüler nachdenklich machen:
Was ist der Maßstab für Freude?
Je weniger äußeren Anlaß man braucht, sich zu freuen, um so besser für die Seele. Verbreitet man selbst ein wenig mehr Freundlichkeit im Alltag, so wird sie unter Garantie erwidert.

Vielleicht nicht immer von derselben Person, zu der wir freundlich waren, aber dann eben von einem anderen Menschen. Kurz: Auch im stressigen Berufsalltag geht mit ein wenig Lebensfreude alles viel, viel leichter.

In der Freizeit sollten Sie sich Lebensfreude pur erlauben. Spontane Einfälle, noch so ausgefallen, schreien nach Verwirklichung. Der Beruf bringt schon eine starre Planung mit sich. Verplanen Sie nicht auch noch Ihre Freizeit! Gefühle wollen ausgelebt werden. Wer hindert Sie daran? Falls Sie einen Partner oder eine Familie haben, sagen Sie Ihnen, wie sehr Sie sie schätzen. Gefühle wollen auch ausgedrückt, formuliert werden. Dies kann das gesamte Energieniveau im Privatleben erhöhen. Gute Freunde werden Sie ebenfalls nicht auslachen, wenn Sie Ihnen einmal deutlich zu verstehen geben, daß Sie froh sind, daß es sie gibt.

Gute Musik, ein schönes Buch, wunderbare Düfte, freundliche Farben in den Wohnräumen oder ein liebevolles Gespräch laben Ihre Seele. Die positiven Gefühlswellen werden Ihre Seele letztlich auftanken. Der Schlüssel zu allem heißt Liebe und Freude am Dasein. Genuß mit allen Sinnen ist erlaubt und eine unerschöpfliche Energiequelle.

Die Energie des Geistes: Spiritualität

Die Energiequelle des Geistes heißt Einssein mit dem Kosmos und der unendlichen Größe Gottes.

In Ihrem Berufsleben haben Sie sicherlich schon längst erkannt, daß die Basis eines jeden Erfolges die richtige

Einschätzung von Situationen anhand richtiger Maßstäbe ist.

Ihre Firma ist nur ein kleiner Bestandteil der Firmen, die es in Ihrer Stadt gibt. Diese sind wiederum ein noch kleinerer Teil der Firmen, die es in Ihrem Land, auf Ihrem Kontinent oder der ganzen Welt gibt. Merken Sie, um wieviel kleiner Ihre Firma erscheint, je größer der Maßstab wird, an welchem Sie sie messen?

Viel zu oft nehmen wir die Maßstäbe unseres Chefs, des Büros, der Branche oder der Konkurrenz viel zu ernst und mit nach Hause. Das tut dem Geist nicht gut. Er wird künstlich, in künstlichen Grenzen gefangen gehalten. Für den Geist, der über das höhere Selbst mit der Unendlichkeit des Universums in Verbindung steht, ist das eine unendliche Qual.

Frei nach Einstein ist alles relativ. Jedoch muß es immer etwas geben, wozu es relativ ist, also einen angenommenen Fixpunkt. Das Wort »angenommen« ist in unserem Zusammenhang entscheidend. Spielen Sie einmal mit den Maßstäben. Setzen Sie nur mal zum Spaß andere Maßstäbe und betrachten dann Ihr Leben. Ist es nicht erstaunlich, wie alles sich verändert? Das ist die gedankliche Nahrung, die der Geist braucht. Erweiterung der Maßstäbe, des Wissens, des eigenen Horizonts, so können wir unseren Geist auftanken.

Statt in den Fernseher, schauen Sie doch einmal nach oben, in den Himmel. Ist es nicht erstaunlich, wie viele weitere Planeten es dort gibt, die größer, älter und bedeutender sind als die Erde. Die Erde kreist in einem abgelegenen Seitenarm unserer Milchstraße um eine kleine Sonne. Wir leben also in der tiefsten planetarischen Provinz. Unser Sonnensystem dreht sich zusammen mit abertausend weiterer Sonnensysteme um den Mittelpunkt unserer Galaxie und diese wiederum ist nur eine unter vielen, die sich vermutlich wieder um ein nächstes größeres Zentrum drehen.

Das Prinzip des Teilchens in einem größeren System, das wieder Teilchen eines noch größeren Systems ist, scheint ein unendliches, kosmisches Gesetz zu sein.

Unsere Firma, der Ärger mit dem Chef und sogar unsere eigene Lebenszeit wird merklich relativiert, alles verliert an Bedeutung und Gewicht, sobald wir den Sternenhimmel betrachten. Der Geist möchte seine künstlich auferlegten Grenzen sprengen und über den Alltag hinaus schweben, um sich eins zu fühlen mit dem viel größeren Zusammenhang.

Die Kraft Gottes durchflutet den kleinsten wie den größten Zusammenhang in unserem Universum. Ist es nicht ein erhebendes Gefühl, Teil dieses Wunderwerks zu sein? Einige praktische Tips, um den Geist mit Energie aufzutanken:

- Dringen Sie zu neuen Ufern vor. Neue Erfahrungen oder Informationen aus Gebieten, die nichts mit Ihrem üblichen Alltag zu tun haben, werden Ihnen die unendliche Vielzahl an möglichen Maßstäben zeigen. Das Gedankengerüst des Berufsalltag ist nur eines unter vielen Möglichkeiten, die Realität zu sortieren.
- Unterhaltungen mit ganz anders denkenden und veranlagten Menschen werden Ihren eigenen Horizont erweitern. Es gibt so vieles auf dieser Welt, was Sie noch nicht kennen, von dem Sie noch nichts wissen. Erkunden Sie es!

- Neugier muß kein Laster, sondern kann eine wertvolle Tugend sein. Denn die positive Seite der Neugier heißt Wißbegier. Das Interesse am Ungewöhnlichen nährt auch den Geist.
- Die eigenen Grenzen zu überschreiten heißt nicht automatisch, wagemutig sein zu müssen. Manchmal ist eine kleine Grenzüberschreitung schon ein individueller, großer Schritt. Einmal allein, ohne den Partner auszugehen oder einen alten Schulfreund nach fünfzehn Jahren anzurufen, können schon erhebliche Grenzüberschreitungen im grauen Alltag sein.
- Innere Blockaden abzubauen bringt dem Geist neue Weite und ein entsprechendes, gewaltiges Energievolumen. Haben Sie Hemmungen, Englisch zu sprechen, obwohl Sie es beherrschen? Tun Sie es einfach. Der folgende Energieschub wird Sie überraschen.

Das Energietanken auf allen drei Ebenen muß nicht kompliziert sein. Wichtig ist nur, daß jeder in seinem persönlichen Rahmen bewußt daran arbeitet. Falls man nicht genau weiß, wo man anfangen soll, ist Ausprobieren die Devise. Schnell zeigt sich, was der eigenen Persönlichkeit liegt oder nicht. Der Berufsalltag hat anscheinend enge Grenzen. Doch erstaunlich genug: diese Grenzen sind nicht starr, sondern flexibel. Manche Dinge lassen sich im Alltag überraschend einfach eingliedern.

Niemand ist verpflichtet, die beruflichen Maßstäbe mit nach Hause zu nehmen. Das Klammern an die Welt der Firma ist mit Sicherheit kein Garant für den beruflichen Erfolg. Hier wird höchstens eine falsch verstandene Loyalität bedient. In der Freizeit sollten Sie frei sein. Die

Freiheit von beruflichen Zwängen kann zu einem erstaunlichen Zusammentreffen mit dem unbekannten Wesen des eigenen Selbst führen. Lernen Sie sich kennen und tun Sie sich etwas Gutes, denn Sie haben es sich ja verdient.

Vergiftung auf drei Ebenen

Mangelerscheinungen und Vergiftungen sind zunächst zwei verschiedene Dinge. Wird ein körperlicher, geistiger oder seelischer Mangel nicht ausgeglichen, verstärkt sich dieser Zustand bis hin zur totalen Erschöpfung. Der Zusammenbruch ist in diesem Zusammenhang lediglich die Notbremse eines völlig ausgelaugten Systems.

Vergiftungen belasten einen ohnehin von Mängeln ausgezehrten Menschen noch zusätzlich. Vergiftungen beeinträchtigen den reibungslosen Ablauf. Sie verschlingen viel Energie, die an anderer Stelle vermutlich dringend gebraucht wird. Gifte binden Energien, da alle Kräfte darauf verwandt werden müssen, diese schädigenden Mächte zu neutralisieren. Um nicht den ganzen Menschen in einen die Existenz bedrohenden Zustand geraten zu lassen, wendet das Selbst alle verfügbaren Energien auf, um die eingedrungenen Gifte zu bekämpfen. Die Folge ist, daß ein großer Teil der Energie, welche wir eigentlich für die berufliche Leistungsfähigkeit verwenden wollten, nicht mehr zur Verfügung steht.

Innere und äußere Vergiftung

Die weiter oben aufgeführte Liste der Energieräuber ist zugleich eine Liste äußerer Vergiftungen. Beispielsweise wird durch konstanten Lärm immer ein Teil unserer

Aufmerksamkeit, also Energie, gebunden. Unser Selbst setzt sich jeden Tag mit den akustischen Eindrücken auseinander, die wie unsortierter Müll in uns eindringen.

Energieräuber sind sowohl Energievernichter als auch Vergifter.

Wir werden mit völlig unbrauchbaren Sinneseindrücken, wie überflüssigen Informationen, nur so zugeschüttet. Die Reizüberflutung kann vom einzelnen Menschen nicht vollständig abgeschaltet, bestenfalls etwas eingedämmt werden.

Doch die äußeren Vergiftungen umfassen zudem noch einige Dinge, die viele von uns sich täglich freiwillig selbst zufügen. Körperliche, emotionale und geistige Vergiftungen, die im Bereich unserer Selbstbestimmung liegen, können gestoppt und verändert werden, indem wir verstärkt auf unser Selbst hören.

Der Teufelskreislauf der Vergiftungen: falsche Signale eines vergifteten Systems

Durch die sogenannte moderne Lebensführung haben wir verlernt, die Signale unseres Körpers, Geistes und unserer Seele richtig zu deuten. Wir verstehen die Botschaften kaum noch oder falsch und reagieren häufig völlig verkehrt.

Durch denaturierte Nahrung leidet unser Körper ständig Mangel. Seinen Notruf kann er aber nur in einer bestimmten Form signalisieren. Der Körper sendet uns Hunger oder Appetit, als Aufforderung, den Mangel gefälligst auszugleichen. Essen wir ein Stück Schokolade oder andere Süßigkeiten, dann verbraucht der industriell denaturierte Zucker zusätzlich Vitamin B.

Nehmen wir mal an, wir leiden ohnehin schon an Vitamin-B-Mangel, was bei nervlicher Anspannung oft geschieht. Der Körper signalisiert daraufhin noch mehr Appetit. Doch eigentlich meint er »Appetit auf Vitamin B«. Wir verstehen die Botschaft falsch und essen noch mehr Zucker, wodurch sich der Mangel nur noch weiterhin verstärkt.

Ein weiterer Faktor verstärkt das ständige Mißverständnis zwischen Signalen und Signaldeutungen:

Unser gesamtes Selbst ist nach den Maßstäben des ursprünglichen, natürlichen Zustandes menschlicher Existenz konzipiert. Bekanntlich sind die Schritte der Evolution langsamer als die Fortschritte der Menschheit. Hier finden wir eine Quelle für Irrtümer, die dem Selbst unterlaufen. In manchen Fällen hängt das Selbst seiner Zeit hinterher und sendet daher scheinbar falsche Signale.

Das Beispiel des Konsums von Süßwaren aus industriellem, denaturiertem Zucker kann auch diesen Zusammenhang deutlich machen.

Der Körper »kennt«, als angeborenes Informationsraster, nur die natürliche Beschaffenheit von Nahrungsmitteln. Zucker kommt in konzentrierter Form in der Natur nur gebunden in Obst, Zuckerrüben, Zuckerrohr oder Honig vor, also nie isoliert. Bei körperlichem Energiemangel signalisiert der Körper Appetit auf Süßes, weil der natürliche Fruchtzucker ihm einen großen, sofortigen Energieschub bringen würde. Fruchtzucker verbraucht jedoch keine Vitamine bei seiner Verwertung im Stoffwechsel. Er ist genau so verdaulich, wie er im Obst vorkommt. Ergänzend bieten gerade Früchte dem Körper viele Leistungsvitamine an, wie z. B. Vitamin A, B, C und E. Eine süße, naturbelassene Frucht verfügt über alle Bestandteile, die einen körperlichen Energiemangel sofort beheben können.

Hier kommt es jedoch zu einem fatalen Mißverständnis zwischen Körper und Bewußtsein des modernen Leistungsmenschen. Mit »Appetit auf Süßes«, meint der Körper Früchte, die alles liefern könnten, was er braucht. Der Körper »kennt« eben in seinem angeborenen Nahrungskatalog keine denaturierten Speisen. Mit anderen Worten: Unser Körper kennt keine Schokolade, keine Pralinen oder Bonbons. Für den Körper, der immer noch auf der Stufe ursprünglicher Nahrungsangebote arbeitet, bedeutet »Hunger nach Süßem« eben Hunger nach Früchten oder Honig. Der Teufelskreislauf schließt sich, indem wir dann im hektischen Berufsalltag denaturierte Zuckerprodukte in uns hinein schütten. Diese verstärken den Mangel, der Körper signalisiert daraufhin immer weiter »Appetit auf Süßes«. Denn der Körper hat ja bisher nicht bekommen, wonach er verlangte, nämlich Früchte. Der Körper bekam Industriezucker, der den ohnehin schon vorhandenen Mangel nur weiter verstärkt hat. Industriezucker kennt der Körper als Nahrungsmittel ohnehin nicht. Noch vehementer verlangt der Körper daraufhin nach Früchten. Wir essen unverdrossen mehr Schokolade. Der Teufelskreislauf ist damit perfekt:

Wir verstehen unseren Körper falsch, unser Körper wiederum kennt die modernen, denaturierten Lebensmittel nicht.

Der Körper schreit »Gib mir A« und wir nehmen B zu uns. Der Körper verlangt noch mehr A und wir geben ihm eine noch größere Dosis B.

Eine unglückselige Spirale, die sich immer weiter nach unten dem großen, katastrophalen Mangelzustand entgegendreht.

Ebenso verhält es sich mit unseren beiden anderen Energieebenen. Nach einem anstrengenden Arbeitstag verlangt unser Geist Entspannung, Loslassen und Weite. Anfangs verstehen wir die Botschaft, die Ruhe signalisiert. Doch wir geben dem Verlangen nur körperlich nach. Vor dem Fernseher bewegen wir zwar unseren Körper nicht, aber es war ja der Geist, der Ruhe verlangte! Durch das Starren auf die bewegten Bilder, ist der Geist zu weiteren Sortier- und Konzentrationsleistungen gezwungen. Der Geist ruft immer mehr nach Ruhe, was durch immer mehr Fernsehen beantwortet wird. Das Resultat ist, daß wir unausgeruht den nächsten Tag beginnen und das Verlangen nach Ruhe weiter wächst.

Die Seele möchte sich ebenfalls nach einem Tag voller Konzentration auf berufliche Probleme, an positiven Gefühlen laben. Den signalisierten Genuß von Lebensfreude verwechseln wir in der Regel mit gesellschaftlichen Veranstaltungen oder dem Erwerb von Luxusgütern. Doch positive Gefühle für unsere Seele können nur aktive Erlebnisse auslösen. Kaufen oder konsumieren sind passive Zustände. Die »Nahrung«, die unsere ebenfalls noch nach natürlichen Maßstäben agierende Seele meint, sind Freude bringende Aktivitäten. Ein Spaziergang im Sonnenuntergang diente eher dem seelischen Energietanken als ein hektisches Abendessen in einem lauten Restaurant mit zuviel Alkoholkonsum.

Ein Tip, Körper-, Seele- und Geistsignale richtig zu deuten, ist:

Die Natur ist sehr rationell. Alles Einfache und Naturbelassene ist gut. Nichts, was unser ursprüngliches Selbst verlangt, um die Energiereserven wieder aufzutanken, ist kompliziert. Alles, was der Mensch auf allen drei Ebenen braucht, ist in der Natur so vorhanden, wie er es braucht. Gott hat alles perfekt gemacht. Alles ist in Hülle und Fülle da, was wir benötigen.

Einen reifen Apfel, einen Spaziergang oder einfach das Wohlfühlen auf einer Wiese im Sommerwind zu genießen, reicht unserem Selbst völlig aus, um sich wieder zu regulieren und alle Energien aufzutanken. Dies ist jedenfalls die ursprüngliche, natürliche Ordnung der Dinge.

Durch unsere moderne Lebensweise haben wir verlernt, die einfachen Dinge als die wahren Dinge anzusehen. Doch sobald wir zurückkehren zu unseren ursprünglichen Ressourcen, ist das kein Problem. Wir sollten lediglich lernen, in uns hinein zu horchen und die empfangenen Signale richtig zu deuten. Haben wir die Wahl zwischen zwei Dingen, sollten wir immer das einfachere und natürlichere wählen.

Für den praktischen Alltag heißt das: Falls Sie in einem Restaurant die Wahl zwischen einem künstlichen oder einem frisch gepreßten Orangensaft haben, bestellen Sie immer den frisch gepreßten!

Medikamente: die falsche Antwort auf ein falsches Leben

Der Teufelskreislauf an Mißverständnissen zwischen unserem ursprünglichen Selbst und der künstlichen, energieraubenden Lebensweise unseres Alltags hat noch eine weitere, unheilvolle Fortsetzung. Haben die Vergiftungen und Mangelzustände auf allen drei Energieebenen ein hohes Maß erreicht, äußert sich dies in Unwohlsein und setzt sich über Schmerzen bis zu Krankheiten fort. Vielleicht würden wir gern innehalten und den Erscheinungen auf den Grund gehen, aber die Unkenntnis über die oben beschriebenen Zusammenhänge läßt uns oft genug zu falschen Resultaten gelangen.

Medikamente geben wohl eine schnelle Antwort auf diese lästigen Notsignale unseres Selbst. Doch die schnelle Lösung per Tablette unterdrückt nur die Symptome. Medikamente heilen nicht. Sie lindern nur oder beseitigen die Signalbotschaften der Vergiftungen oder Mangelzustände.

Kopfschmerzen, als Beispiel, ein Resultat aus Vergiftung und Energiemangel auf allen drei Ebenen, werden schnell mit dem Griff zur Tablette »abgeschaltet«. Doch was tun wir da eigentlich? Wir ignorieren einen Notruf. Ein vergleichendes Bild kann vielleicht helfen, die Absurdität dieser alltäglichen Reaktion zu verdeutlichen:

Ein Mann hat sich das Bein gebrochen und ruft per Handy einen Krankenwagen, da er sich nicht selbst das Bein schienen kann. Diese Bitte um schnelle Hilfe wird in der Notrufzentrale von einer kundigen Ärztin entgegengenommen. Allerdings statt den Notruf weiterzuleiten, einen Krankenwagen zu schicken und den Patienten zu versorgen, legt die Notärztin in der Zentrale auf. Der Mann wiederholt den Notruf, wieder legt die Ärztin in der Zentrale auf. Als der Mann nicht aufgibt und laut in das Telefon schreit (starke Schmerzen!), daß er wirklich Hilfe brauche, schneidet die Ärztin die Telefonleitung durch. Sie möchte zur Zeit nicht beim Schreiben eines wissenschaftlichen Fachartikels gestört werden. In der Konsequenz verblutet der

Mann, an einem offenen Bruch, oder bleibt bestenfalls Zeit seines Lebens ein Krüppel.

Sie meinen, dieses Beispiel sei zu hart? Leider ist es nicht so. Genau auf diese Art und Weise gehen wir Tag für Tag mit unserem ganzen Selbst um. Wir ignorieren alle Signale, weil wir doch unsere Arbeit mit Erfolg erledigen wollen. Alle Notrufe werden mit Medikamenten blockiert und am Ende sind wir dann völlig erstaunt, wenn wir uns nach Jahren des Ignorierens eine schwere Krankheit eingehandelt haben.

Es soll selbstverständlich nicht dazu aufgerufen werden, alle Medikamente wegzuwerfen. Aber der Irrglaube, mit Medikamenten die Symptome wegschieben und deren Ursachen beseitigen zu können, sollte verdeutlicht werden. Falsche Reaktionen auf mißverstandene Signale unseres Selbst werden nicht dadurch besser, daß die Signale einfach abgeschaltet werden. Dieses Verhalten bringt höchstens schwerwiegende Konsequenzen hervor, als Folge der Eskalation von Mangel und Vergiftung. Haben Sie schon eine Krankheit, so werden Sie vermutlich mit der Einnahme von Medikamenten leben müssen. Vielleicht könnte aber eine gesündere und natürlichere Lebensweise die Auswirkungen Ihrer Krankheit mildern und die Dosierung entsprechend reduzieren.

Resultat der umfassenden Vergiftung: Energielosigkeit

Auf einen Zustand totaler Erschöpfung und Energielosigkeit wird in vielen Fällen mit Unverständnis oder Ärger reagiert. »Warum muß ich gerade jetzt so müde sein«

oder ähnliche unwillige Monologe sind jedem von uns bekannt. Die Signale des Selbst liebevoll entgegenzunehmen, wäre ein erster Schritt in die richtige Richtung. Unser Körper, Geist und Seele bekunden nicht irrtümlich oder weil sie nichts Besseres zu tun haben Energiemangel. Es handelt sich stets und aus gutem Grund um einen Notruf. Sich selbst auf gesunde Weise, nicht im Sinn einer Egozentrik, ernst und wichtig zu nehmen, ist bei Energielosigkeit oberstes Gebot.

Das Selbst irrt sich nicht. Das Selbst lügt nicht. Energielosigkeit ist ein faktischer Zustand von Mangel und Vergiftung. Es ist keine Laune eines außer Kontrolle geratenen Fremden. Es ist das eigene, ganzheitliche Selbst, welches »Hilfe!« schreit.

Hat ein Auto kein Benzin mehr, dann findet es jeder völlig normal, zur Tankstelle an eine Zapfsäule zu fahren. Würde ein naiver Zeitgenosse, statt zu tanken, die Fenster putzen und meinen, mit dieser optischen Verbesserung würde das Auto vielleicht wieder fahren, hätte dieser Zeitgenosse seinen Platz unter den Käuzen sicher. Genau so verhalten wir uns aber oft bei einem Energienotruf des Selbst.

Ein Fabrikarbeiter bekommt über Monate keinen Lohn, trotz Überstunden und guter Renditen des Unternehmens. Er kann die Miete nicht mehr bezahlen, Strom, Gas und Heizung sind abgestellt. Seine Familie hungert und ist ständig erkältet. Wenn das Maß an Leid übervoll wäre, würde er vermutlich die Arbeit ganz verweigern und in der Öffentlichkeit protestieren, um auf seinen Mißstand aufmerksam zu machen. Sein Streik wäre in diesem Falle ein Notruf, den alle wegen der schreienden Ungerechtigkeit verstehen würden. Der Arbeiter würde vermutlich sehr viel Sympathie und Unterstützung bei seinen Mitmenschen er-

langen. Entweder würde er seinen Lohn bekommen oder seine Firma für immer verlassen.

Unser gesamtes Selbst benötigt ebenso seinen Lohn, nämlich Energie, um die geforderten Aufgaben bewältigen zu können. Warum verstehen wir den Arbeiter, aber nicht unser eigenes Selbst, das ausgemergelt vom Energiemangel am Boden liegt und streikt?

Es ist hoffentlich deutlich geworden, daß Energiemangel eine ernste Sache ist und keineswegs nur eine dubiose Laune eines verrückt gewordenen Ichs.

Oft genug ist uns nicht bewußt, daß wir Vergiftungen und Mangelzustände tagtäglich selbst verursachen. Die Liste der Symptome kann helfen, die Notsignale des Selbst besser zu verstehen.

Körperliche Vergiftungen: Kraftlosigkeit – Symptome und Ursachen

Körperliche Vergiftung heißt im Zusammenhang der drei Energieebenen nicht, daß wir von einer Schlange gebissen wurden. Obwohl der Zustand mancher Leistungsträger oft nicht weit davon entfernt ist.

Es geht um die täglich stattfindenden Vergiftungen, die wir uns im Alltag, der geprägt ist von Hektik und Konkurrenzkampf, selbst zufügen. Vergiftung heißt auch, unserem Körper die Bausteine vorzuenthalten, die er lebensnotwendig braucht, um gesund zu bleiben. Statt dessen bieten wir ihm denaturierte Nahrung an, die er absolut nicht brauchen kann.

Die Symptome der körperlichen Entkräftung durch Energiemangel sind:

Morgens müde aufstehen: Bei ausreichender Schlafdauer von acht Stunden morgens müde zu erwachen, ist ein Zeichen mangelhafter Ernährung und Vernachlässigung des Selbst.

Tagesmüdigkeit: Ist meist auf eine falsche Zusammenstellung der Nahrung zurückzuführen (Schwerverdaulichkeit belastet das ganze System); auch schlechte Luft kann die Ursache sein.

Nicht einschlafen können: Fehlende körperliche Bewegung als Ausgleich zum Berufsalltag.

Krämpfe, Schmerzen: Mineralstoffmangel, Vergiftungen.

Konzentrationsprobleme: Meist hochgradiger Vitamin-, Mineralien- und Vitalstoffmangel. Fehlende Bewegung an frischer Luft.

Infektionsanfälligkeit: Vitaminmangel, zu wenig körperliche Aktivität.

Die Ursachen für diese Notrufsignale unseres Körper sind also in Mangelzuständen oder Vergiftungen zu finden.

Schlechte Nahrung

Denaturierte Lebensmittel verweigern dem Körper nicht nur die notwendigen Vitamine, Mineralien und Vitalstoffe, sondern sie belasten zugleich durch ihre künstlichen Bestandteile. Pestizide, Konservierungsmittel wie künstliche Aromastoffe sind Substanzen, mit denen unser Körper beim besten Willen nichts anfangen kann. Schlimmer noch, diese chemischen Keulen vergiften auch noch unseren Organismus. Die Dosis chemischer Stoffe in den einzelnen denaturierten, konservierten und aufbereiteten Nahrungsmitteln könnte unser Körper vielleicht gerade noch verkraften, also ausscheiden. Aber was ist mit den Gesamtschädigungen? Wir essen ja nicht nur konservierte Erbsen und Möhren, sondern auch noch mit Hormonen behandeltes Fleisch, mit Pflanzenschutzmitteln verseuchte Kartoffeln. Die Summe all dieser Stoffe überfordert unseren Körper. Dem täglichen Giftangriff durch Industrienahrung ist selbst der stärkste Körper irgendwann nicht mehr gewachsen. Vor allem Zucker, Zuckerprodukte, weißes Auszugsmehl und Dosengerichte sind Gifte und Mangelerzeuger für unseren Körper. Ebenso schadet übertriebener Eiweißkonsum den Gelenken, der Leber und letztlich unserem gesamten Stoffwechsel.

Eine verminderte Kotmenge, verursacht durch Mangel an Ballaststoffen, führt dazu, daß der Körper nicht mehr in der Lage ist, die Gifte komplett auszuscheiden. So gelangen die Gifte aus der täglichen Nahrung in körpereigene Zwischenlager, wie in die Leber oder in das Fettgewebe. Dort werden sie verwahrt, bis – hoffentlich – einmal die Gelegenheit kommt, sie loszuwerden. Diese Gelegenheit könnte das Saftfasten sein. *Zuviel Kaffee oder Medikamente* wie Schmerz-, Aufputsch- oder Beruhigungsmittel vergiften den Körper zusätzlich und potenzieren gnadenlos bereits vorhandene Mangelzustände.

Es ist ungeheuer wichtig, sich über die Nahrung Gedanken zu machen. Der Körper ist der Tempel unserer Seele, der gepflegt und versorgt werden muß, soll er nicht zur Ruine werden. Information über Ernährung ist der Schlüssel, den wir brauchen, um kraftvoll im Beruf und im Leben bestehen zu können. Niemand sollte sich auf halbe Informationen verlassen, die wir zwischen Tür und

Angel aufgeschnappt haben. Gründliche Information führt auch im Beruf zum Erfolg. Das gleiche Prinzip gilt für die Ernährung unseres Körpers.

Ein Beispiel, wie man es nicht machen sollte

Cornelia N. (25), Grafikassistentin in einer Werbeagentur, wollte auf Fleisch verzichten. Einige ihrer Kollegen waren Vegetarier, und Cornelia fand dies nicht nur schick, sondern hörte auch, daß es viel gesünder sei, sich fleischlos zu ernähren. Ohne sich weiter zu informieren, aß sie einfach weder Fleisch, Fisch, Eier noch Milchprodukte. Nachdem die Eiweißreserven ihres Körpers so ziemlich aufgebraucht waren, fühlte sie sich ein wenig müde, schob das aber auf die Umgewöhnung. Schwindelanfälle, Blässe und Energielosigkeit waren die Folgen. Zwei Monate später wurde sie plötzlich ohnmächtig. Cornelia wurde sofort zu einem Arzt gebracht. Das war ihr Glück! Der Arzt fand schnell den Grund für den lebensbedrohenden Eiweißmangel heraus.

Was war geschehen? Der Körper braucht zur Selbsterhaltung Eiweiß. Als Faustregel gilt: Pro Kilogramm Körpergewicht ist ein Gramm verwertbares Eiweiß nötig. Bei erhöhtem Bedarf, wie beim Sport, braucht der Körper zum Muskelaufbau eine größere Eiweißmenge. Natürlich kann die notwendige tägliche Eiweißzufuhr auch mit pflanzlichen Stoffen erreicht werden. Doch müssen dazu bestimmte Substanzen als ergänzende Kombinationen gegessen werden, wie Reis oder Hülsenfrüchte. Möchte man sich vegetarisch ernähren, sollten Sie sich vorher informieren und Ihren individuellen körperlichen Eiweißbedarf kennen. Bei der jungen Frau hatte der Körper aus

Mangel an Eiweiß begonnen, das eigene Muskelgewebe zu verbrauchen. Eiweiß, Grundmaterial für alle Muskeln, wurde im Körper Cornelias dauernd umgeschichtet. Alle lebensnotwendigen Muskeln wurden versorgt, während stufenweise die weniger wichtigen abgebaut wurden. Doch nach längerer Zeit des Eiweißmangels werden auch lebenswichtige Muskeln angegriffen. Ein chronischer Eiweißmangel kann bis zur Schwächung des Herzmuskels führen. Er hinterläßt entsprechend irreparable Schäden.

Schlechte Luft

Es ist nicht nur die durch Abgase verpestete Stadtluft, die dem Körper zu schaffen macht und seine Sauerstoffzufuhr beeinträchtigt. Das Arbeiten bei offenem Fenster wird oft genug durch ein »Hier zieht es!« unterbunden. Allerdings bieten Parks eigentlich Gelegenheit genug, mal richtig durchzuatmen. Die Heimkehr von der Arbeit muß nicht direkt ständig in einer schlecht gelüfteten Wohnung enden. Ein Wochenendausflug ins Grüne vermag alle Sinne zu beleben und frische Energie zu vermitteln.
Zur Selbstvergiftung gehört auch das Rauchen. Statt mit Sauerstoff versorgt zu werden, wird dem Körper Kohlenmonoxid zugemutet. Die Verbrennung des Stoffwechsels zur Energiegewinnung braucht aber dringend Sauerstoff. Verminderte Sauerstoffzufuhr bedeutet daher weniger Energie. Zusätzlich gelangen viele schwere Giftstoffe in den Körper und belasten ihn mit Ausscheidungs- und Lagerproblemen.

Keine oder zu wenig Bewegung

Eine Schwächung des Immunsystems hat eine größere Anfälligkeit für Infektionskrankheiten zur Folge. Nicht nur Vitaminmangel ist hier die Ursache. Auch fehlende Abhärtung trägt zur verminderten Leistungsfähigkeit der körpereigenen Abwehr bei. Körperliche Aktivität gehört zu den wichtigen Reiztherapien für den Körper. Nicht nur Ihre allgemeine Kondition wird so verbessert, sondern Sonne, Wind und Wetter machen Ihren Körper auch widerstandsfähiger.

Erhöhte Atemfrequenz bei Bewegung führt dem Körper nicht nur mehr Sauerstoff zu, sondern ermöglicht ihm auch eine verstärkte Ausscheidung giftiger Gase. Bei mangelnder körperlicher Aktivität bleiben immer Reste schädlicher Gase im Organismus zurück und beeinträchtigen so seine allgemeine Funktionstüchtigkeit.

Emotionale Vergiftungen:
Sinnverlust – Ursachen und Symptome

Die Nahrung der Seele heißt Lebensfreude und Liebe. Für diese positiven Gefühle sind wir mindestens zur Hälfte selbst verantwortlich. Liebe heißt auch Liebe geben können. Lebensfreude kann nur durch die innere Bereitschaft entstehen, sie empfinden zu wollen. Auf diesem Gebiet vergiftet sich heutzutage der einzelne von uns täglich ungewollt selbst.

Doch oft genug sind wir auf der Energieebene der Seele äußeren Vergiftungen ausgeliefert. Beleidigungen, Intrigen, Angst, sich zur Wehr zu setzen oder die eigene Meinung zu sagen, können langfristig Geist und Seele schwer vergiften.

Jede individuelle Seele möchte bestimmte Aufgaben auf ihrem irdischen Weg verwirklichen. Die feinstoffliche Natur der Seele bringt es mit sich, daß in ihr höhere Energien wirksam sind als auf rein körperlicher Ebene. Die Seele möchte die göttliche Liebe spüren, auch in den ganz einfachen praktischen Dingen des Lebens. Ohne Liebe stirbt die Seele, wie der Körper ohne Nahrung, Luft und Wasser stirbt.

Vernachlässigen wir durch einen hektischen Berufsalltag die feinnervigen Botschaften unserer Seele und beschäftigen uns ausschließlich mit den sogenannten Sachzwängen, kann es zu einer Entfremdung in uns kommen. *Die Symptome* dieses Zustands finden wir auch in folgenden Formulierungen oder Gedanken.

- Neben sich stehen.
- Sich leer fühlen.
- Sich fremd sein.
- Sich nicht mehr kennen.
- Nicht wissen, warum man dies alles tut.
- Sich immer schlecht behandelt fühlen.
- Überall Angriff gegen sich wittern.
- Die Welt und die Menschen als feindlich empfinden.
- Freudlos und orientierungslos sein, besonders in der Freizeit; nichts mit sich allein anfangen können.

Die Seele bringt viele Eigenschaften oder auch Talente mit, die für ihre individuelle Lebensaufgabe geeignet sind. Entfernen wir uns von dieser individuellen Lebensaufgabe, dann entfernen wir uns zugleich von der eigenen Seele. Die Folge ist innere Entfremdung.

Keine Freude, Hoffnungslosigkeit

Wenn man sich nicht mehr freuen kann, stirbt auch die Hoffnung. Ein hoffnungsloser Mensch erwartet nichts mehr. Konsequenterweise wittert er, ohne Lebensfreude, hinter jeder Ecke eine negative Überraschung. Dies führt zu seiner starren, inneren Haltung, die ihm verbietet, Neues auszuprobieren oder andere als geplante Entwicklungen zu akzeptieren. Aber das Leben ist ein dynamischer Prozeß und kann nicht in ein starres Bild verwandelt werden. Doch ohne Hoffnung gibt es wiederum keine Veränderungen. Ohne Veränderungen gibt es keine Möglichkeit für Entwicklungen, auch nicht zum Besseren. Leben ist eben nicht vollständig planbar. Das wäre ja auch schrecklich und furchtbar langweilig. Stellen Sie sich vor, Sie wüßten schon genau, was Sie in 20 Jahren tun werden. Keine Überraschungen mehr, keine neuen Ziele und keine Freude. Lebensfreude hat viel mit Erwartungshaltung zu tun. Die freudig gespannte Neugierde, was uns wohl hinter der nächsten Ecke des Lebens erwartet.

Das Fehlen jeglicher Freude im Leben und die damit verbundene Hoffnungslosigkeit gipfelt in einer Lebenshaltung, die jedes Risiko meidet. Das ganze Leben ist aber ein Risiko. Erschreckt Sie diese Vorstellung? Dann sollten Sie schleunigst einmal etwas Spontanes tun. Risiken eingehen kann Fehlschläge mit sich bringen, aber auch ungeahntes Glücksgefühl entfalten. Aus Fehlern kann man schließlich lernen. Aber auf Glück kann kein Mensch der Welt verzichten.

Keine Liebe

»Keiner liebt mich!« – Ein zerstörerischer Gedanke, der viele Menschen quält, die ihrer Seele die Energienahrung Liebe vorenthalten. Vielleicht stimmt es, daß niemand sie liebt. Doch dieser Satz voller Selbstmitleid hat auch eine Kehrseite, nämlich die Frage: Was macht mich so wenig liebenswert? Liebe von anderen zu fordern oder zu wünschen ist eine Sache. Es ist gewiß nicht leicht, vielleicht jahrelang ohne den richtigen Partner auskommen zu müssen. Die Liebe anderer Menschen läßt sich nicht erzwingen oder kaufen. Doch die Liebe im eigenen Inneren, die kann man höchstpersönlich pflegen, wachsen lassen und auch nach außen tragen. Die Liebe zur Natur, zu Tieren und Pflanzen, die Liebe zur Geselligkeit mit anderen Menschen; das sind alles Gefühle, die jeder für sich empfinden kann. Auch Liebe und Freundschaft zu geben ist eine Wohltat für die eigene Seele.

Sinnlosigkeit

Eine schlimme Vergiftung der Seele ist schleichende und wachsende Sinnlosigkeit eigenen Daseins. Jede Tätigkeit wird zur Zumutung, depressive Stimmungen wechseln mit dem Gefühl der Überforderung. Das Gefühl absoluter Sinnlosigkeit ist ein akutes Notsignal der Seele. Es bedeutet SOS: Wir sind zu weit abgekommen von unserem eigenen Lebensweg.

Das umfangreiche Register unserer Gefühle hilft uns, ohne dies logisch beschreiben zu können, unseren Weg im Leben zu finden. Gefühle dienen unserem Selbst wie ein Kompaß auf offenem Meer. Oft wissen wir nicht, was unsere Lebensaufgabe oder unser Ziel ist. Doch unsere Seele steuert uns durch dieses Meer der Gefühle, vergleichbar dem »heiß« oder »kalt« beim Blinde-Kuh-Spielen, in die richtige Richtung. Verlieren wir die Orientierung, treibt uns die Seele, mit Hilfe unangenehmer Gefühle, weg vom falschen Kurs zurück auf den richtigen Seeweg. Beharren wir aber auf die eingeschlagene falsche Richtung, so setzen wir irgendwann unser Schiff im offenen Meer auf Grund und stürzen ab in die Sinnlosigkeit. Die Dynamik des Lebens zu verstehen, heißt auch seine zeitliche Relativität zu akzeptieren. Vielleicht war es jetzt, hier und heute gut, in dieser oder jener Firma zu arbeiten, da wir dort etwas auf unserem Lebensweg zu lernen hatten. Doch die Zeiten ändern sich, Lernprogramme werden bewältigt und die Seele rafft sich auf, um nach neuen Ufern aufzubrechen. Da es keine Konstanten im Leben gibt, kann heute durchaus etwas schlecht für uns sein, was gestern noch gut war. Sinnlosigkeit kann nur überwunden werden, indem man sich wieder den inneren Freiraum verschafft, der eine Richtungsänderung zuläßt.

Spirituelle Vergiftungen:
Werteverlust – Ursachen und Symptome

Der Geist ist jener Teil des ganzheitlichen Menschen, der mit dem Göttlichen, dem kosmischen Ganzen in Verbindung steht und seine energetische »Nahrung« aus diesen Ebenen bezieht. Das universelle Wissen, die Eingebundenheit in höhere Zusammenhänge ist das Ziel und der Ursprung des Geistes.

Wird der Geist künstlich klein gehalten und muß sich nach zeitlich vergänglichen und engen Maßstäben richten, kommt es zu hochgradigen Vergiftungen. Im Alltag spielen die Bedürfnisse von Geist oder Seele oftmals keine oder nur eine sehr untergeordnete Rolle. Doch diese Tatsache läßt weder Geist noch Seele verschwinden. Im Gegenteil, das ständige Ignorieren dieser Energieebenen führt zu schlimmen Vergiftungen und zu einem großen Energiemangel, der alles zum Scheitern bringen kann.

Selbstüberschätzung

Es ist keine Schande, sich nicht immer für das Maß aller Dinge zu halten. Auch andere Menschen haben gute Ideen. Am anderen Ende der Welt vollbringt vielleicht gerade jemand Leistungen, zu denen wir nie im Leben imstande gewesen wären. Ein gesundes Selbstbewußtsein ist zwar eine der Voraussetzungen, um Erfolg zu haben, aber noch mehr Erfolg bringt die richtige Einschätzung der Dinge. Es ist ein weit verbreiteter Irrtum, daß man nur aufsteigen kann, wenn man sich ständig in den Vordergrund spielt. Für den Geist, der verbunden ist mit den Quellen des universellen Wissens, ist diese innere Haltung eine Folterqual.

Jede Anmaßung, jedes Maulheldentum und jedes Protzen beschämen den Geist zutiefst. Wie könnte auch angesichts der Vielfältigkeit auf dieser Welt der eigene Geist ein Lob vom Chef als das Größte akzeptieren. Die Relativität der Bedeutung des Einzelnen auf dieser Erde schmälert ja nicht sein individuelles Können. Auch andere Menschen sind intelligent, leisten viel oder haben herausragende Fähigkeiten. Darüber könnte man eigentlich froh sein, denn so entstehen, außerhalb der individuellen, kleinen Welt, viele andere nützliche Dinge. Sind Sie nicht auch froh, daß ein kluger Kopf den Staubsauger, das Auto oder das Flugzeug erfunden hat?

Ignorieren der höheren spirituellen Zusammenhänge führt zum Verlust der Werte

An Gott zu glauben, muß nicht heißen, einer Kirche anzugehören, regelmäßig den Gottesdienst zu besuchen oder Spenden zu überweisen. Neben allen irdischen Belangen ist es für den Menschen ebenso lebensnotwendig, einmal aufzuschauen und das Wunder des Lebens zu erkennen. Bleibt der innere Fokus der Aufmerksamkeit ausschließlich auf die Arbeit und den persönlichen Wohlstand gerichtet, verschwenden wir unsere Lebenszeit. Alle Anforderungen, Leistungen und Erfolge haben nicht nur einen materiellen Sinn. In allem, was wir tun, steckt eine spirituelle Lernaufgabe, die zur gesamten inneren Entwicklung des eigenen Selbst beiträgt. Ignorieren wir diesen übergeordneten Sinn und verweigern wir unserem Geist damit seine spirituelle Nahrung, dann schneiden wir uns ab von der Eingebundenheit in kosmische Zusammenhänge. Dies ist auf der einen Seite eine Vergiftung für den Geist, auf der anderen hat alles, was wir tun und erreichen, keinen Wert mehr. Das Anhäufen von Reichtümern kann zwar in gewisser Hinsicht zum Selbstzweck werden, doch alle Güter dieser Welt verlieren jeglichen Wert, wenn sie nicht Träger übergeordneter Zusammenhänge sind.

Die Dinge auf dieser Welt sind innerhalb der materiellen Ebene lediglich als Symbole übergeordneter kosmischer Zusammenhänge zu bewerten. Materie ist, überspitzt gesagt, das Spielzeug, welches Gott den Menschen zur Verfügung gestellt hat, damit sie spielerisch die göttlichen Wahrheiten Stück um Stück lernen. Klebt unser Augenmerk ausschließlich am Materiellen, lernen wir die spirituellen Zusammenhänge, deren Symbol das Spielzeug ist, nicht. Ein Spielzeug, welches das Lernziel nicht vermittelt, ist pädagogisch unbrauchbar. So verlieren wir, durch Ignorieren spiritueller Zusammenhänge, jegliche Werte und Orientierung.

Checkliste der eigenen Symptome

Als kleines Hilfsmittel, um Ihren persönlichen Energiestatus ermitteln zu können, wurde diese kleine Checkliste mit den weitverbreiteten Erscheinungen bei Energiemangel und Vergiftungen zusammengestellt.

- Morgens müde aufwachen
- Tagesmüdigkeit
- Schlecht einschlafen
- Konzentrationsprobleme
- Krämpfe, Schmerzen
- Oft abschweifende Gedanken
- Hoffnungslosigkeit
- Freudlosigkeit
- Lieblosigkeit (sich selbst und anderen gegenüber)
- Sinnlosigkeit
- Verlust individueller Maßstäbe, Orientierungslosigkeit
- Gefühle von innerer Leere
- Nicht allein sein können
- Die Außenwelt nur als feindlich empfinden
- Selbstüberschätzung, Minderwertigkeitsgefühle
- Werteverlust
- Ausgrenzen des Göttlichen aus dem eigenen Leben
- Spirituelle Zusammenhänge im Alltag nicht erkennen

Sollten Sie sich in einigen dieser Aussagen wiedererkennen, gönnen Sie sich unbedingt eine Auszeit. Beschäftigen Sie sich einmal wirklich mit sich selbst und Ihrem individuellen Platz in dieser Welt. Mit einer liebevollen Schau nach innen verändert sich oft wohltuend der Blick nach außen.

Energie-Fasten: Entgiftung und Kraft tanken auf allen drei Ebenen

Mut zur Veränderung: eine Herausforderung mit sanften Mitteln

Drei Tage sind keine lange Zeit, lediglich ein verlängertes Wochenende. Doch diese kurze Auszeit kann ein besonderer Einschnitt in Ihrem Leben sein.

Es mag eigenartig klingen, aber es gehört schon ein bißchen Mut dazu. Zunächst erfordert es Mut, vor sich selbst zuzugeben, daß man dringend eine Pause braucht. Das ist der erste, entscheidende Schritt. Die Durchführung kann weiteren Mut erfordern, weil Sie sich auf ein kleines, persönliches Abenteuer einlassen. Alles Neue ist mit einem Hauch von Risiko behaftet. Lassen Sie es einfach auf sich zukommen, welche wunderbaren Erfahrungen Sie mit dem Energie-Fasten machen können. Körper, Seele und Geist werden entgiftet und mit neuer, frischer Energie gefüttert. Das Energie-Fasten kann zunächst einmal dazu beitragen, Ihre Energiereserven wieder zu füllen. Darüber hinaus könnte es auch zu einer neuen Begegnung mit sich selbst werden. Vielleicht liegt eine innere Reise zu den Wurzeln des Selbst oder das Erkennen der wahren Lebensaufgabe vor Ihnen. Das Energie-Fasten bringt Ihnen soviel, wie Sie persönlich daraus

machen. Trinken Sie lediglich Säfte und warten auf die
große Erleuchtung, dann werden Sie vermutlich auf Go-
dot warten, und der erscheint nicht im Drama. Doch
wenn Sie sich mit Mut und Freude auf den Weg machen,
mit festem Vorsatz Ihre Alltagsfesseln zu sprengen, können am anderen Ende echte Überraschungen auf Sie zukommen. Es ist nie zu spät und nie früh genug, sich selbst
zu begegnen.

Entgiftung ist Selbstheilung

Selbstheilung ist ein großes Wort. Doch nur, da wir mit
diesem Wort etwas Außergewöhnliches verbinden.
Selbstheilung ist kein Wunderheilertrick.
Der Prozeß der Selbstheilung ist ein konstant innerlicher
Ablauf von Entgiftung und Reparatur.
Körper, Seele und Geist sind ständig bestrebt, den ganzheitlichen Menschen gesund zu erhalten. Alle inneren
Kräfte arbeiten ununterbrochen daran, Störungen auszugleichen, Gifte auszuscheiden und Ordnung in das
von außen hereingebrachte Chaos zu bringen. Die
Selbstheilungskräfte sind nichts, was erst erworben oder
aufgebaut werden muß. Diese Kräfte sind in jedem von
uns ständig vorhanden und am Werk. Sie sind die Mitgift
unserer Mutter Natur.
Jeden Tag wehrt das gesamte Selbstheilungssystem Attak-
ken von Viren, Bakterien und Giften ab, ebenso wie es
psychische Angriffe, falsches Atmen oder andere Ver-
nachlässigungen des Selbst auszugleichen versucht.
Diese konstanten Säuberungs- und Ordnungsaktivitäten
unseres Körpers und Geistes bemerken wir jedoch nicht

einmal. Wir würdigen seine ständigen Hilfsmaßnahmen nicht, da wir sie gar nicht bewußt wahrnehmen. Durch die täglichen Vergiftungsattacken auf Körper, Seele und Geist können Schwäche, Unwohlsein bis hin zu Krankheiten entstehen, falls unsere Selbstheilungskräfte dem Ansturm dieser Vergiftungen nicht mehr gewachsen sind. Das Selbst meldet durch verschiedenste Symptome eine Überlastung. Oft reagieren wir im streßreichen Alltag auf diese Alarmsymptome nur mit Unwillen, verdrängen sie, nehmen Medikamente oder machen weiter wie bisher. Die Vergiftung schreitet voran und symbolisch gesprochen, bilden sich in unserem Inneren immer größere Müllhalden, die nicht mehr entsorgt werden können. Die Energie kann nicht mehr fließen, da sie überall auf blockierende, manchmal unüberwindliche Müllberge stößt. Diese Müllberge sind zumeist eine Kombination aus physischem sowie psychischem Unrat.

Die Selbstheilungskräfte können wir weder steuern, steigern noch an- oder abschalten, denn sie sind ununterbrochen am Werk. Was wir jedoch tun können, ist, Körper, Seele und Geist eine Auszeit von den äußeren Vergiftungen zu gönnen.

In dieser Zeit geben wir uns selbst die Chance, innerlich aufzuräumen, also zu entgiften. Die Selbstheilungskräfte werden dann nicht mehr mit täglich neuen Vergiftungsattacken beschäftigt, sondern können die unbewältigten Altlasten an körperlichen wie geistigen Giften abtragen. Sind Körper und Geist erst einmal gereinigt, kann Lebenskraft und Energie frei und ohne Giftblockaden wieder durch das ganzheitliche System Mensch fließen. Diesen großartigen Effekt kann das Energie-Fasten bewerkstelligen.

Den Selbstheilungskräften zu erlauben die unbewältigten Reinigungsarbeiten durchzuführen, ist nicht nur Selbstheilung, sondern auch Selbstfürsorge. Sich positiv und liebevoll um sich selbst zu kümmern, ist eine sehr häufig vernachlässigte Tugend im heutigen Lebenskampf. Manchmal führen Selbstfürsorge und Selbstheilung zu Erfolgen, mit denen wir nie im Leben gerechnet haben.

Äußere Ruhe und innere Schwerstarbeit

Am Anfang des Jahres steht an manchen Geschäften »wegen Inventur« geschlossen. Dieses Bild vor unserem inneren Auge mag uns erfolgreich durch das Energie-Fasten leiten.

Einerseits bekommen Körper, Seele und Geist endlich eine Gelegenheit Gifte zu entsorgen, was Schwerarbeit mit Überstunden bedeutet. Andererseits wird neue Energie aufgetankt. Wir sollten Sorge tragen, unserem Selbst diese Arbeit so leicht wie möglich zu machen und nicht noch künstlich zu erschweren.

Für den Körper bedeutet Unterstützung während des Energie-Fastens:

- Keine neuen Giftstoffe aufnehmen, weder Nikotin noch Alkohol, noch künstliche Produkte oder überflüssige Medikamente.
- Körperliche Bewegung sollte nur im Rahmen des eigenen Wohlfühlens geschehen. Keine Überanstrengungen oder neue Trainingseinheiten.
- Gute Luft und tiefes Durchatmen.

Für die Seele bedeutet Unterstützung während des Energie-Fastens:

- Keine Beschäftigung mit beruflichen Themen.
- Keine Beschäftigung mit den Problemen anderer Leute.
- Den Blick vom Negativen weg lenken und hin zu den einfachen positiven Dingen des Lebens.

Für den Geist bedeutet Unterstützung während des Energie-Fastens:

- Überwindung der kleinen, einengenden Maßstäbe des Alltags. Kein Festhalten, sondern Loslassen.
- Kontaktaufnahme mit der göttlichen Unendlichkeit.
- Relativität wohlwollend hinnehmen.

Die Abgeschiedenheit von der äußeren Welt ermöglicht Reinigung und Energieaufnahme auf allen drei Energie-ebenen. Nach nur drei Tagen sind Sie ja für die Außenwelt schon wieder ansprechbar. Aber während dieser drei Tage sollten Sie besser nur für sich sein. Je weniger Außenkontakt Sie haben, desto besser. Verzichten Sie weitgehend auf Fernsehen, Radio, Zeitungen oder Nachbarn. So kann die innere Schwerstarbeit der Reinigung besonders gründlich erfolgen und das Aufnehmen von Energie wird nicht durch zwischenzeitlichen Energieverbrauch wieder unterbrochen.

Säfte: eine Kraftquelle ohne Nebenwirkungen

Das Saftfasten spült Schlacken und Gifte aus dem Körper heraus, zugleich werden dem Organismus wertvolle, gesunde Bausteine zugeführt.
Durch frische Säfte wird der Körper mit Vitaminen, Mineralien, Enzymen und Spurenelementen satt gefüttert.

Der dabei aufgenommene Fruchtzucker löst sich schnell im Blut und dient der sofortigen Energiegewinnung. Fruchtzucker ist der gesunde Muntermacher schlechthin.

Die Kohlenstoffmoleküle des Fruchtzuckers (fünf C-Atome) müssen nicht vom Körper umgebaut werden wie der Industriezucker (sechs C-Atome), sondern stehen von Natur aus zur unmittelbaren Verbrennung, also Energiegewinnung, bereit. Der Fruchtzucker ist in erster Linie dafür verantwortlich, daß beim Fasten mit Säften so gut wie keine Kreislaufprobleme auftauchen. Im Unterschied zum reinen Heilfasten –, dabei bietet man dem Körper nur Wasser, Kräutertees und Gemüsebrühen, also keine Energielieferanten an –, kommt es beim Saftfasten in der Regel zu keiner körperlichen Energiekrise.

Beim reinen Heilfasten muß der Körper zunächst umschalten, um auf seine Fettdepots zurückzugreifen. Das gespeicherte Fett muß durch einen energieraubenden Prozeß wieder zu verbrennbarem Zucker umgewandelt werden. So steht das körpereigene Fett erst nach längerer Zeit als Energie zur Aufrechterhaltung des Stoffwechsels zur Verfügung. Manche Fastenkuren beabsichtigen gerade diesen Effekt, da es sich in erster Linie um Abspeckkuren handelt. Es liegt auf der Hand, daß beim Heil- oder Schlankheitsfasten eine Phase der Schlaffheit, Energielosigkeit sowie eventuell Kreislaufprobleme auftreten können.

Diese Schwierigkeiten werden beim Saft-Fasten vollkommen umgangen. Es soll bei dieser Methode Energie getankt und nicht der Körper durch akuten Energiemangel in Alarmbereitschaft versetzt und zur Verbrennung alter Depotbestände gezwungen werden. Das reine Heilfasten soll natürlich auf keinen Fall diskreditiert werden. Heilfasten setzt man jedoch mit einer völlig anderen Zielsetzung ein als das Energie-Fasten.

Frisch gepreßte Säfte sind natürliche Lieferanten für körperliche Energie und wertvolle Bausteine. An beidem mangelt es einem gestreßten Körper.

Alle Teile der Energiekur helfen auf allen Ebenen

Das Energie-Fasten soll auf allen drei Energieebenen, Körper, Seele und Geist, eine gründliche Reinigung und ein Auftanken von Energie bewirken.

Für jede Seite des ganzheitlichen Selbst sind bestimmte Vorgehensweisen zur Reinigung und Energieaufnahme sinnvoll und effektiv. Dennoch sollte nicht vergessen werden, daß die Ebenen von Körper, Seele und Geist nicht voneinander getrennt existieren. Die Unterteilung des ganzheitlichen Selbst wird nur zum besseren Verständnis energetischer Vorgänge theoretisch vorgenommen. Im praktischen Leben wirken die Seelenkräfte aus den unterschiedlichen Ebenen des Selbst immer zusammen. Sie stehen miteinander in unauflöslicher Wechselwirkung.

Reinigen und stärken wir also den Körper, dann wird zugleich die Seele und der Geist erleichtert und befreit. Die Nahrung der Seele, positive Gefühle, verhelfen gleichfalls dem Körper und Geist zu mehr Stärke und Leistungsbereitschaft. Die Befreiung des Geistes aus seinen alltäglichen Zwängen stärkt entsprechend die Kraft unserer positiven Gefühle und beruhigt unser körperliches Nervensystem.

Das ganzheitliche Selbst soll durch das Energie-Fasten gereinigt und gestärkt werden. Daher ist es empfehlenswert, keinen Teil des Programms auszulassen. Das Fasten mit Säften, das Meditieren und Visualisieren, gewährleisten eine Kräftigung des ganzen Menschen.

Fasten mit Säften: Entspannung für den Körper, Vertiefung der Spiritualität, Klarheit für das Bewußtsein

Ein körperlicher Mangelzustand, beispielsweise an Vitaminen, Spurenelementen oder Mineralstoffen, wird kaum von uns bewußt wahrgenommen. Im Arbeitsleben werden Mangelsignale schnell übersehen oder falsch interpretiert. Müdigkeit oder Konzentrationsprobleme werden leicht auf Schlafmangel oder Überarbeitung geschoben. Oftmals sind dies jedoch nur die Symptome und nicht die Ursachen.

Hat der Körper zu wenig Zufuhr an verwertbarer Energie oder fehlen ihm frische natürliche Bausteine, ist die Reaktion eine Schwächung des gesamten Systems. Der Körper leidet Mangel, der Geist wird müde und unkonzentriert. Die Seele kann sich in ihrem geschundenen Gefäß nicht frei entfalten und fühlt sich vom höheren Zusammenhang und der Freude am Leben abgeschnitten.

Frische Säfte haben fast alles, was ein menschlicher Körper braucht. Lediglich die Eiweißzufuhr ist während des Saft-Fastens eingeschränkt. Die verbreiteten Ernährungsgewohnheiten umfassen fast immer einen Eiweißkonsum, der oft über dem Bedarf liegt. Zur Erhaltung des

Status quo braucht der Körper pro Tag ein Gramm Eiweiß pro Kilogramm Gewicht. Ein normales Steak deckt in der Regel den doppelten bis dreifachen Tagesbedarf. Der Körper verfügt demzufolge stets über einen gewissen Vorrat an essentiellen Aminosäuren. Das sind Eiweißbausteine, die der Organismus nicht selbst herstellen kann, sondern aus der Nahrung aufnehmen muß. Der Vorrat im Körper ist häufig völlig ausreichend, um während der drei Tage des Energie-Fastens keinen Eiweißmangel aufkommen zu lassen. Wird nun durch frische Säfte dem Körper sofort verwertbare Energie in Form von Fruchtzucker zugeführt sowie alle Mangelzustände an Vitaminen, Mineralien, Spurenelementen und Enzymen ausgeglichen, entsteht körperliche Entspannung, und Kraft kann damit aufgeladen werden. Die Verdauungsorgane werden in dieser Zeit weder mit schwerer Arbeit noch durch denaturierte Lebensmittel belastet, sondern können die Pause zur inneren Reinigung nutzen. Die einsetzende Entgiftung steigert zudem in der Folge das eigene Wohlbefinden.

Dieses körperliche Wohlbefinden schlägt sich gleichzeitig auch auf den Zustand von Seele und Geist nieder.

Es müssen keine Alarmmeldungen und schlechte Gefühle wegen etwaiger Mangelzustände mehr produziert werden. Geist und Seele können sich nun anderen Aufgaben zuwenden.

Der Reinigungsprozeß des Körpers führt zu einer Klärung unseres Geistes. Durch die Säfte ist genügend Energie vorhanden, um sich vernachlässigten Themen bewußt zu nähern.

Seit Jahrtausenden ist in allen Kulturen bekannt, daß die verschiedensten Formen des Fastens in engem Zusammenhang mit spiritueller Läuterung und Erweiterung des Bewußtseins stehen. Bis heute sind die *genauen* Zusammenhänge dieses psychophysischen Wechselspiels nicht bekannt. Es mangelt nicht an physiologischen Erklärungen, die jedoch daran scheitern, daß hier ein unmittelbarer energetischer Zusammenhang zwischen Körper und Seele akzeptiert werden müßte.

Wichtig für das Energie-Fasten ist, daß eine Verdauungs- und Reinigungspause des Körpers eine gesteigerte Aktivität von Bewußtsein und Seele auf höheren Ebenen bewirken kann.

Atemübungen:
Harmonisierung von Körper, Seele und Geist

Genauso wie der Körper durch frische Säfte mit Energie aufgeladen und von Schlacken befreit wird, so können vergleichbare Maßnahmen für Seele und Geist dasselbe bewirken. Mit Atemübungen, die sowohl im entspannten Liegen als auch während eines leichten Spaziergangs angewandt werden können, wird eine andere Energieform aufgenommen.

Das bewußte Atmen führt dem Körper zunächst Sauerstoff zu. Dies geschieht auch beim täglichen unbewußten Atmen, nur wird hier weniger tief eingeatmet und damit weniger Sauerstoff aufgenommen. Dies ist die eine Seite der Atemübungen.

Bewußtes, tiefes und ruhiges Atmen wirkt sich jedoch auch unmittelbar auf unser ganzes vegetatives Nervensystem aus. Es wird eine Tiefenentspannung erzielt, die unsere Organe und den Stoffwechsel zur Ruhe bringt.

Die Alltagshektik bedingt oft eine innere Verkrampfung und Anspannung, welche die Arbeit der Organe beeinträchtigt und aus dem regelmäßigen Rhythmus bringt. Durch bestimmte Atemübungen (siehe unten) lösen sich die Verspannungen und alles kommt wieder in sein natürliches Gleichgewicht. Das Unterbewußtsein entspannt sich und muß nicht mehr an das Bewußtsein Überlastung oder Unregelmäßigkeiten melden. Der Geist kann sich freier entfalten, da ein harmonisierter Körper keine Störungsmeldungen sendet. Der reinigende Effekt für das Bewußtsein ist: Es wird befreit von Schmerzen, Verkrampfungen und Unwohlsein. Diese Zustände sind niedrige Energieformen, die unseren Geist nur verunreinigen und beeinträchtigen. Das Wegfallen dieser störenden, vegetativen Einflüsse auf den Geist bewirkt zudem eine Entschlackung unseres Bewußtseins. Es werden keine geistigen Kräfte auf diesem niedrigen Energieniveau mehr gebunden oder verbraucht. Im Idealfall führen Atemübungen zu einer Lockerung des Bewußtseins und zur Erweiterung der durch den Alltag abgesteckten Grenzen.

Die Seele spürt beim bewußten Atmen den natürlichen Rhythmus des Gebens und Nehmens.

Frischer Sauerstoff, als zweite Zutat körperlicher Energiegewinnung, wird aufgenommen und umgewandelt wieder abgegeben. Das Atmen, als Grundlage des Lebens, macht bewußt, daß kein Wesen auf diesem Planeten ohne wechselseitiges Geben und Nehmen existieren kann. Die lebensnotwendige Verbindung zum großen Ganzen, der Welt und dem Kosmos, gelangt durch Atemübungen wieder ins Bewußtsein.

Schon immer wurde der Atem mit der Seele in Verbindung gesetzt. Der »Odem«, als Hauch des Lebens, wurde nicht nur in der Bibel von Gott seinem Geschöpf, dem Menschen, eingehaucht und machte ihn dadurch erst lebendig. Mit dem ersten Atemzug beginnt das Leben und erlischt mit dem letzten.

Das Atmen ist die essentielle Verbindung zwischen Körper und Seele.

Meditationen: Zentrierung von Seele und Geist, Stille für den Körper

Alle Meditationsübungen gelingen am besten, wenn äußere Ruhe herrscht. Das Abstellen und Entfernen von überflüssigen Geräuschquellen und das Verhindern von Störungen sind die besten Voraussetzungen für gelungene Meditationen.

Wie in allen Lebensbereichen, so gibt es auch zum Thema Meditation zahlreiche, voneinander abweichende Praktiken und Richtungen. Orientieren Sie sich vor Beginn Ihres Energie-Fastens, welche Meditationsart Ihnen zusagt. In diesem Buch werden für die einzelnen Tage einige Meditationsübungen vorgestellt. Es handelt sich jedoch nur um Vorschläge. Alle Übungen sind nach dem Prinzip der Einfachheit und Wirksamkeit ausgewählt, damit für viele Menschen, auch für Ungeübte, ein möglichst großer positiver Effekt erreicht werden kann.

In den letzten Jahren ist auch in Europa Meditationsmusik sehr in Mode gekommen. Im Zusammenhang mit dem Energie-Fasten scheint diese Praktik jedoch nicht ganz empfehlenswert. Der von Streß geplagte Leistungsträger leidet im Alltag ständig unter einer Reizüberflutung. So scheint es daher, im Rahmen des Energie-Fastens sinnvoller, äußere Reize so stark wie möglich auszuschalten, um besser zu den eigenen inneren Quellen vordringen zu können.

Meditation kann als ein Zustand des Loslassens beschrieben werden. Eine Art von Gegenbewegung zur alltäglichen Konzentration und dem Festhalten an Gedanken.

Gedanken, Probleme und Bilder, die während der Meditation in Ihr Bewußtsein eindringen, sollten Sie weiter des Wegs ziehen lassen. Der Geist und die Seele reinigen sich ebenso von überflüssigem Ballast wie der Körper. Eine Meditation ist nicht die geeignete Zeit, Probleme zu lösen oder sich an Vergangenes zu erinnern. Diesen Dingen können Sie sich vielleicht an einem anderen Zeitpunkt zuwenden. Während der Meditation sollten Sie alles wie Wolken am Himmel an sich vorbeiziehen lassen.

Durch das Abschalten der Konzentration und das absichtslose innere Entspannen wird eine neue Zentrierung von Geist und Seele erreicht. Die Tiefenentspannung der Meditation beruhigt zugleich Ihr vegetatives Nervensystem und reinigt dadurch den Körper von Verkrampfungen und seinen funktionellen Unregelmäßigkeiten und Störungen.

Meditation kann verglichen werden mit einer Justierung des in seinen natürlichen Abläufen gestörten Selbst. Falls Sie während der drei Tage gute Erfahrungen mit den Meditationen machen, sollten Sie versuchen, diese Übungen zum Bestandteil Ihres Alltags zu machen. Im asiatischen Raum gehören Meditationen oft genauso zum Tagesablauf wie bei uns die Mahlzeiten.

Visualisieren: Entspannung für Geist und Seele, Energiequelle für den Körper

Das Visualisieren unterscheidet sich erheblich von der Meditation. Während beim Meditieren alles losgelassen wird und das ganzheitliche Selbst zur Ruhe kommt, bedeutet Visualisieren genau das Gegenteil: Eine aktive, innere Reise. Die Worte Visualisieren und Vision sind nicht rein zufällig eng verwandt. Es hat zum Inhalt, welcher unserer Sinne bei dieser Reise zunächst die Führung übernimmt: Das Sehen, die optische Wahrnehmung.

Beim Visualisieren richten wir uns nach innen, in unsere eigene, innere Welt, und erleben diese genau so real wie sonst die äußere Welt.

Es mag zunächst ungewöhnlich klingen, aber unsere Sinne können die innere Welt ebenso intensiv erleben wie die Welt, die uns außen umgibt. Doch verlangen Sie anfangs nicht zuviel von sich. Nicht sofort werden alle Ihre Sinne gleich stark ansprechen. Es dauert erfahrungsgemäß oft länger, bis z. B. der Geruchssinn mit in diese innere Welt folgt. Die Bilder, welche Sie in Ihrem Inneren finden, sind Botschaften Ihres höheren Selbst. Begeben Sie sich in diese Bilderwelt hinein und versuchen Sie, zusätzlich etwas zu hören. Vielleicht können Sie sogar nach einiger Zeit einen Gegenstand anfassen oder schmecken.

Für die Reise in das eigene Innere sollten Sie Störungen von außen noch weniger zugänglich sein als während der Meditation. Um Ihre Sinne dazu bewegen zu können, von der Außenwelt abzulassen, muß sich das Selbst absolut sicher und geborgen fühlen. Werden von außen, während Ihrer inneren Reise, Sinneseindrücke, wie Geräusche oder Gerüche an Sie herangetragen, eilen die betroffenen Sinne sofort wieder nach außen. Es handelt sich um eine äußerst sinnvolle Einrichtung der Natur, wenn auch aus unserer evolutionären grauen Vorzeit. Drohende Gefahren zu orten und zu sortieren hat auf der Ebene der Urinstinkte immer Vorrang vor allem anderen. Deshalb sollten Sie zur Vorbereitung der Visualisierung alle nur möglichen Störfaktoren ausschalten.

Viele Energie-Faster machten in diesem Zusammenhang leidvolle Erfahrungen mit ihren sonst so geliebten Haustieren. Es scheint für Hunde und Katzen nichts Interessanteres zu geben, als Frauchen oder Herrchen beim Meditieren oder Visualisieren anzuschnuppern. Da hilft nur, sich selbst in ein Zimmer einzuschließen oder die lieben Hausgenossen für eine Stunde bei den Nachbarn unterzubringen.

Die Erfahrung, in den eigenen, inneren Bildern zu reisen, befreit und entspannt sowohl die Seele als auch den Geist. Unterdrückte Ziele, verborgene Wünsche, könnten Teil dieser Reise werden. Wehren Sie sich nicht. Ihr höheres Selbst meint es immer und ausschließlich gut mit Ihnen. Was Ihnen gezeigt wird, ist so wichtig, daß es unter den zahllosen Möglichkeiten vom höheren Selbst ausgewählt wurde. Ihr höheres Selbst weiß, daß diese drei Tage, vielleicht für längere Zeit, die einzige Möglichkeit sein werden, um Ihnen Botschaften von einer höheren Ebene zu übermitteln. Entsprechend hoch ist der Grad der Wichtigkeit.

Dieser Ausflug in kosmische Weiten wird am besten durch das Auftanken mit göttlichem Licht beendet. Diese unerschöpfliche Energiequelle wird Ihnen einen ungeahnten Kraftschub geben. Nicht nur der Geist wird nach dem Visualisieren frisch, wach und leistungsstark sein. Auch Ihre Seele wird voller Lebensfreude sein, erfüllt vom Glück, einen Ausflug zur Unendlichkeit gemacht zu haben. Ihr Körper wird sich erleichtert fühlen, da er nicht mehr die schwere Last eines eingeengten, deprimierten Geistes und einer traurigen Seele tragen muß. Die kosmische Energie speist die höheren Energiedepots des Körpers, der Seele und des Geistes.

Körperübungen zum Energieladen auf allen Ebenen: Yoga, die Fünf Tibeter und Spazierengehen

Wie bereits erwähnt, dienen die körperlichen Übungen sowohl der Aufladung mit frischem Sauerstoff als auch zur Entschlackung durch verstärktes Ausatmen und leichtes Schwitzen.
Dennoch sollte nicht vergessen werden, daß ein Bewegungsprogramm während des Energie-Fastens nicht sehr anstrengend sein sollte. Es geht hier nicht um Leistungen, sondern um Wohlfühlen und Entspannung!
Falls Sie in Ihrem Alltag schon eine Sportart betreiben, können Sie die gewohnten Übungen auch beim Energie-Fasten anwenden. Aber: Führen Sie nicht Ihr volles sportliches Programm durch! Nur einige leichte Teile, ohne Leistungsdruck.
Während des Energie-Fastens soll einmal am Tag die Sauerstoffzufuhr erhöht werden. Hierbei geht es weder um die Steigerung Ihrer Kondition, noch um den Aufbau der Muskeln. Im Gegenteil: Leistungssportler sollten das Energie-Fasten als eine Art Trainingspause betrachten. Keine Angst: Innerhalb von drei Tagen werden weder

Ihre Kondition, noch Ihre Muskeln abgebaut. Zu einer Reduzierung des Leistungsniveaus käme es sowieso erst nach zwei Wochen.

Falls Sie sonst keinen Sport treiben oder mit Ihrer jetzigen Sportart unzufrieden sind, kann die Auszeit genutzt werden, sich neu zu orientieren. Vielleicht sagt Ihnen Yoga zu oder die Fünf Tibeter. Wer gern spazieren geht oder sich nicht zu ausgiebig mit sportlichen Dingen beschäftigen möchte, kann einen Ausflug in den Park oder nahen Wald machen.

Ein Spaziergang im Park oder Wald durchlüftet das ganze Selbst und gleicht Anspannungen aus. Verausgaben Sie sich jedoch nicht. Ein kurzer Spaziergang tut es auch. Die drei Tage sind zum Energie-Tanken da und nicht, um die neu gewonnene Energie gleich wieder loszuwerden.

Körperpflege und seelisches Wohlbefinden

Nach einem leichten Bewegungsprogramm oder auch zwischendurch ist Körperpflege ein willkommener Balsam für Körper, Geist und Seele. Im Alltag duschen viele Menschen morgens, weil es schnell geht. Während des Energie-Fastens haben Sie Zeit. Vielleicht entdecken Sie die entspannende Wirkung eines Vollbades wieder.

Schon vor Beginn Ihrer persönlichen Auszeit sollten Sie sich entsprechend ausrüsten. Statt ein fertiges Schaumbad zu besorgen, ist es ratsamer, Kräuter mit den gewünschten Wirkweisen lose zu kaufen. Aus den von Ihnen zusammengestellten Heilkräutern brühen Sie einfach einen Tee. Diesen schütten Sie abgesiebt in Ihr Badewasser. Die Wirkung ist oft viel stärker als bei industriellen Fertigprodukten. Als Waschsubstanz bietet sich ein Produkt mit dem pH-Wert 5,5 an. Zur Erklärung: Die Haut selbst hält ständig einen Säureschutzmantel mit dem pH-Wert 5,5 auf ihrer gesamten Oberfläche aufrecht. Hat ein Waschgel oder eine Seife den selben Wert, wird der Säureschutzmantel nicht zerstört, und die Haut muß keine Energie verschwenden, um eine neue Säureschicht aufzubauen.

Beim Energie-Fasten geht es ja auch darum, während der drei Tage keine unnötige Energie zu verschwenden und gewonnene, ganzheitliche Informationen mit in den Alltag zu nehmen. Eine pflegende Creme nach einem Kräuterbad sollte die Haut erfrischen und nähren. Vielleicht gönnen Sie sich den Luxus und lassen sich eine Creme in Ihrer Apotheke frisch anrühren, ohne Konservierungsstoffe und ohne künstliche Bestandteile. Die Pflege des Körpers wird zum einen der Seele Wohlbefinden verschaffen, zum anderen Ihren Geist entspannen.

Persönliche Rituale: Lockerungsübungen für das Bewußtsein

Rituale sind kultische und religiöse Handlungsabläufe mit Symbolcharakter. So ist die christliche Taufe eine symbolische Handlung zur Reinigung der Seele und Aufnahme in die Gemeinschaft der Gläubigen.

Wie steht es nun mit ihren persönlichen Ritualen? Je nach Glaubensrichtung oder Wissen können persönliche Rituale aus den verschiedensten Handlungen bestehen. Ein Ritual dient jedoch immer der inneren Sammlung, dem Bewußtmachen von Glaubensgrundsätzen.

Sie müssen während des Energie-Fastens keine persönlichen Rituale entwickeln, sofern Ihnen dies ganz und gar widerstrebt. Denn bei innerer Abwehrhaltung nützen die Rituale ohnehin nichts.

Falls Sie aber geneigt sind, persönliche Rituale einmal auszuprobieren, dann kann dies eine Energiequelle für Ihr höheres Selbst werden. Manche Rituale lassen sich problemlos in den Alltag einfügen.

So können Sie, als Vorschlag eingebracht, während Ihres Energie-Fastens zugleich das Energieniveau Ihrer Wohnräume heben. Nicht jeder wird sich mit Feng-Shui oder den Grundsätzen oder Energie-Reinigung von Räumen auskennen. Wer dieses Wissen jedoch besitzt, sollte es unbedingt mit heranziehen. Es wird das Energietanken potenzieren!

Eine leichte Energiereinigung von Räumen kann durch Lüften, Versprühen von Rosenwasser und Abbrennen von Weihrauchräucherstäbchen erzielt werden.

Die Luft wird sich anschließend viel weicher und freier anfühlen. Während dieser Vorgänge sollten Sie ruhig, gesammelt, die Gedankenbotschaften in die Räume schikken, die Sie dort auch wirklich haben wollen. So können Sie denken oder sogar laut aussprechen, daß alle negative Energie aus Ihren Räumen verschwinden soll. Nur noch positive Energie hat Platz in Ihrem Leben. Dies könnte zum Beispiel ein ganz persönliches Ritual werden.

Aus dem Decken des Tisches könnte auch ein Ritual der Sammlung werden.

Obwohl Ihre Mahlzeiten während des Energie-Fastens nur aus Säften bestehen, kann der Tisch trotzdem schön dekoriert und gedeckt sein. Nehmen Sie ein besonderes

Glas, stellen es auf einen Teller mit einer Serviette darunter. Wichtig bei jeder Form des Rituals ist Ihre innere Sammlung und Konzentration auf das, was man gerade tut. Die positive Gedanken- oder Wortbotschaft ist fester Bestandteil von vielen Ritualen.

Die besten Rituale sind Dankgebete.

Bevor Sie die Säfte mit allen guten Zutaten langsam und genüßlich trinken, könnten Sie auch ein Dankgebet sprechen. Danken Sie Gott, daß es diese wunderbaren Früchte und Gemüsesorten auf der Erde gibt und Sie diese jetzt genießen dürfen.

Vielleicht verspüren Sie auch das Bedürfnis, sich einmal für den Erfolg im Leben, für die Gesundheit und all jene Dinge zu bedanken, die scheinbar selbstverständlich funktionieren. Zugegeben, es gibt sicherlich viele Mühen und Schwierigkeiten in Ihrem Alltag. Aber sind dort nicht auch mindestens ebenso viele Dinge, die reibungslos ablaufen? Für jede Krankheit, die wir nicht haben, sollten wir dankbar sein, ebenso für jedes Leid, das wir nicht ertragen mußten. Nichts auf dieser Welt ist selbstverständlich. Auch wenn Sie überzeugt sind, daß nur Ihr Können allein Sie dorthin gebracht hat, wo Sie jetzt stehen. Ohne Hilfe, Unterstützung und Erlaubnis der göttlichen Ebene hätten Sie dies nicht geschafft. Natürlich tut ein Mensch immer alles, was er kann, um Erfolg zu haben. Doch wenn es Ihnen nicht vom Schicksal vergönnt ist, weil Ihr Lebensweg in eine ganz andere Richtung führen sollte, so wird Ihnen dieser Erfolg versagt bleiben. Ohne göttliche Hilfe und Befürwortung läuft nichts, trotz persönlichen Könnens und Einsatzes. Denken Sie einmal an all die genialen Maler vergangener Jahrhunderte, die zu Lebzeiten oft in völliger Verzweiflung und

Armut lebten. Waren diese Menschen deshalb etwa weniger genial?

Es gibt sicherlich in Ihrem Leben genügend Gründe, innezuhalten und dankbar zu sein, wenn Sie einmal darüber nachdenken. Persönliche Rituale lockern Ihr Bewußtsein durch Unterordnung des Selbst in einen höheren größeren Zusammenhang. Das Selbst kann sich entspannt und geborgen fühlen, denn nun steht es im Einklang mit dem höheren Selbst, das längst um die göttliche Ordnung weiß.

Es gibt unzählige Möglichkeiten, persönliche Rituale zu gestalten. Das Anzünden einer Kerze zu einer bestimmten Uhrzeit kann ein persönliches Ritual sein. Das Kochen und Trinken einer besonderen Teesorte kann zum Ritual werden. Selbst das Gießen der Zimmerpflanzen kann als Ritual erfolgen.

Ihrer persönlichen Phantasie oder Ihren Bedürfnissen sind keinerlei Grenzen gesetzt.

Das Wichtigste bei jedem Ritual ist die innere Haltung. Der gleichbleibende, äußere Ablauf ist lediglich ein Hilfsmittel, um sich beim Tun nach innen ausrichten zu können.

- Das Selbst schaut während des Rituals auf zu den höheren Ebenen des Seins. Rituale sollten daher immer dem eigenen inneren Entwicklungsstand entsprechen.
- Ein Ritual ist ursprünglich dazu da, sich den symbolhaften Charakter der materiellen Welt wieder einmal bewußt zu machen.
- Die materielle Welt ist ein Spiegel der spirituellen Welt. Ein Ritual dient auch dazu, den persönlichen Spiegel zu putzen, um besser in die höheren Sphären einsehen zu können.

Persönliche Rituale müssen nicht starr sein. Hatten Sie einige Zeit Freude an einem selbst entwickelten Ritual, sind aber nach längerer Anwendung nicht mehr so recht zufrieden, dann erfinden Sie ein neues Ritual. Vermutlich hat sich Ihr Selbst inzwischen weiterentwickelt und benötigt für diese neue Stufe ein anderes Symbol.

Die Resultate auf den drei Ebenen

Reinigung von Körper, Seele und Geist: Klarheit, Befreiung, Kraft

Die Befreiung von den Vergiftungen auf allen drei Energieebenen ist eine große Hauptsäule des Energie-Fastens. Die zweite Säule ist das Energietanken.

Machen Sie bezüglich der Reinigung von Körper, Seele und Geist am besten keine Kompromisse. Je gründlicher Sie die Reinigung betreiben, um so großartiger wird das Resultat sein. Jedes Gift, das im Körper, in der Seele und im Geist zurückbleibt, wirkt in der folgenden Zeit immer wie eine Bremse im ganzheitlichen Selbst.

Sparen Sie nicht an biologischen Zutaten. Eine Flasche Saft aus dem Supermarkt tut es eben nicht. Fertigprodukte sind konserviert, mit künstlichem Aroma versehen und stammen meist aus kommerziellem Anbau, dort werden Pestizide in rauhen Mengen verwendet. Ultrahocherhitzt und lange gelagert, findet sich nichts mehr in diesen Säften aus dem Regal, das unser Körper in irgendeiner Weise verwerten könnte. Wenn Sie bedenken, daß Vitamin C nach einer Stunde Sauerstoff- und Lichtkontakt verfällt und unwirksam wird, können Sie sich vielleicht vorstellen, wie gesund eine gekaufte Flasche mit Orangensaft für Ihren Körper ist.

Mit dem Saft-Fasten zur körperlichen Reinigung allein ist

es natürlich nicht getan. Dies ist auch nur das eine Drittel der Reinigung. Seele und Geist müssen sorgfältig durch Meditation, Visualisieren und weitere Wohlfühlprogramme entgiftet werden. Eine Vernachlässigung dieser Seite des Energie-Fastens würde Sie um zwei Drittel der Entgiftung und ebenfalls um zwei Drittel an frischer Energiezufuhr bringen. Gerade weil im Alltag Geist und Seele oft vernachlässigt werden, sollen Sie sich jetzt besonders um diese Ebenen Ihres Selbst kümmern.

Falls die Vergiftungen bei Ihnen schon ein hohes Maß erreicht haben, kann das Energie-Fasten nach einer Pause, die Sie individuell bestimmen müssen, wiederholt werden, solange bis Sie sich wieder richtig fit fühlen. Auf keinen Fall sollte das Energie-Fasten ohne ärztliche Kontrolle länger als drei Tage betrieben werden. Jedes zweite, dritte oder vierte Wochenende kann diese Kurzkur eingeschoben werden, falls der Grad der Vergiftungen hoch ist und die Energie schnell wieder absackt.

Wiederholen sich Ihre Erschöpfungszustände allzu oft, sollten Sie sich erstens einmal gründlich von einem Arzt durchchecken lassen und zweitens Ihre Lebensgewohnheiten auf eine gesündere Basis stellen.

Das Energie-Fasten ist eine wunderbare Kurzkur für ausgepumpte Erfolgsmenschen. Entgiftung und Energietanken kann mit diesem Programm in kürzester Zeit erreicht werden. Jedoch ist eine umfassende, gesunde Lebensführung, langfristig gesehen, der konsequentere Schritt. Vergiftungen vollständig zu vermeiden wäre für die Zukunft ein Ziel, das sich auf allen Ebenen für jeden anzustreben lohnt. Doch, obwohl dieses Ziel so überaus nützlich und sinnvoll ist, stressen Sie sich nicht. Eine gesündere Lebensführung kann auch mit kleinen Schritten erreicht werden. Alles soll Spaß machen. Wer sich kasteit, wird nur erreichen, daß er sich seine Lebensfreude nimmt. Und das würde in der Folge wieder die Seele vergiften. Seien Sie nachsichtig und liebevoll zu sich selbst. Alles Gute braucht seine Zeit.

Frieden, innere Ruhe und Harmonie: das neue Gleichgewicht der Kräfte

Nachdem Körper, Seele und Geist die Reinigungsprozesse durchlaufen haben, stellt sich plötzlich Ruhe ein.
Die Belastung der Vergiftungen läßt nach, und das Selbst kann das angespannte Senden von Notsignalen einstellen.
Die Kräfte werden nicht mehr durch negative Gefühle, körperliche Verkrampfungen oder reduzierte Gedanken gebunden. Wenn Sie diesen inneren Rhythmus des Friedens mit sich selbst und Ruhe spüren, sind Sie einen großen Schritt weitergekommen.
Lassen Sie sich in diesen Zustand fallen. Ihr höheres Selbst wird Sie zuverlässig führen. Die natürlichen Wellen des inneren Meeres werden Sie sanft und beruhigend schaukeln. Jetzt werden Sie vielleicht an das ungeahnte, ferne Ufer gebracht, zurück zu Ihrem Selbst.
Üben Sie keinen Zwang auf sich aus.
Falls Sie sich vorgenommen haben, um fünfzehn Uhr zu meditieren, Sie liegen aber noch entspannt und wohlig auf dem Sofa, dann zwingen Sie sich nicht. Sie können auch um sechzehn Uhr meditieren. Hören Sie auf Ihren eigenen inneren Rhythmus.
Durch Ihren beruflichen Alltag wird das Gleichgewicht

der Kräfte, Wille, Verstand und Gefühl, oft nachhaltig gestört.

Die innere Entgiftung auf allen drei Ebenen kann dazu beitragen, daß diese Kräfte wieder zurück in ihr natürliches Gleichgewicht finden.

Eine etwas seltsame Erscheinung während des Energie-Fastens kann sein, daß sich Ihre Befindlichkeit häufig verändert. Es scheint fast so, als würden sich die Seelenkräfte wieder neu »einrenken«. Das sollte Sie nicht beunruhigen, im Gegenteil, es ist ein gutes Zeichen, daß alles wieder ins rechte Lot kommt. Es kann Ihnen durchaus als Energie-Faster passieren, daß Sie plötzlich das Bedürfnis verspüren, an die frische Luft gehen zu wollen. Kaum angezogen, vergeht die Lust wieder, und Ihre Stimmung wird auf einmal melancholisch. Sie legen sich bekümmert auf Ihr Sofa, und plötzlich fällt Ihnen eine lustige Geschichte ein, und Sie lachen, bis Ihnen die Tränen die Wangen herunterkullern. Keine Sorge, Sie sind nicht verrückt. Dies ist völlig normal! Das Selbst entgiftet sich auch emotional und geistig. Lassen Sie diesen Prozeß mit sich geschehen, und die Harmonie kehrt zurück.

Um diese Bewegung zurück zum Gleichgewicht der Kräfte zu unterstützen, geben Sie sich ruhig diesen Wellen hin. Bald wird sich eine innere Ruhe und Frieden einstellen, den Sie schon lange nicht mehr gespürt haben.

Kontrolle und Loslassen:
die Harmonie des natürlichen Wechselspiels

In der Natur ist nichts konstant, außer dem Wandel.

Dieser weise Gedanke des altgriechischen Philosophen Heraklit hilft Ihnen, die Sicht des Lebens wieder in gesunde Bahnen zu lenken.

Es ist unnatürlich, in ewiger Anspannung und Arbeitswut zu leben. Genauso unnatürlich ist es, nichts zu tun und nur auf dem Sofa zu liegen. Doch beide Extreme sind im natürlichen Rhythmus enthalten.

Machen Sie sich bewußt, daß ein Übergewicht immer das Gegenteil nach sich zieht. Überbeanspruchen Sie sich zu lange mit Leistung, wird Ihr Selbst Sie über kurz oder lang ruhigstellen. Vertun Sie zuviel Zeit mit unwichtigen Dingen, erwarten Sie Streß und Hektik.

Im Verlauf des Energie-Fastens kann dieser Wechsel von Konzentration und Entspannung sehr gut geübt werden. Bei den Meditationen, beim Visualisieren, bei den Atem- und Körperübungen werden Sie vermutlich Ihr Bestes tun, um diese so gut es geht durchzuführen. Doch danach ist totale Entspannung angesagt. Spüren Sie den Unterschied zu Ihrem Alltag? Auch hier sollte der Wechsel von Anspannung und Loslassen beherzigt werden. Eine Mittagspause genügt schon, um frische Luft zu tanken oder eine Atem- oder Meditationsübung zu machen. Der ruhige Abend zu Hause sollte sich zum Balsam für das Selbst gestalten. Es geht gegen die Natur, ständig angespannt zu sein.

Durch bewußtes Atmen, Luftholen und -abgeben, wird der Rhythmus des Gebens und Nehmens, Hereinholens und Loslassens besonders deutlich. Man braucht beide

Zustände, um zu atmen, leben zu können. So verlangt das Selbst nach An- und Entspannung, um sich in harmonischen Wellen zu bewegen. Konzentration und Loslassen ist die harmonische, magische Formel, von der alles Leben, auch das menschliche Selbst, regiert wird.

Das Geheimnis: Konzentration aller Kräfte durch Absichtslosigkeit

Gerade bei den Meditationsübungen und beim Visualisieren ist es wichtig, daß Sie sich von jeglicher Zielgerichtetheit befreien. Das ist nicht immer leicht, sind wir es doch so gewohnt, auf die Bewältigung bestimmter Aufgaben hinzuarbeiten.

Erst dann, wenn Sie sich von allen Zielen und Wunschvorstellungen befreit haben, wird der Druck auf Ihr Selbst nachlassen, und das höhere Selbst ist in der Lage, Sie zu führen. Diese Freiheit, welche Sie sich für einen Augenblick in Ihrem Leben nehmen, trägt dazu bei, daß sich alle Kräfte in Ihnen wieder konzentrieren können. Nur aus einer totalen Absichtslosigkeit kann wieder volle Konzentration entstehen.

Die Entleerung des Geistes und der Seele während einer Meditation ist ein wunderbares Mittel, Absichtslosigkeit und das Loslassen von Wünschen und Gedanken zu üben.

Halten Sie beim Meditieren nichts fest, weder Gedanken und Gefühle noch Pläne oder Wünsche. Lassen Sie alles an sich vorüberziehen.

Nichts, was wirklich wichtig ist, wird Ihnen verloren gehen. Das höhere Selbst wacht über Sie. Die entscheidenden Dinge des Lebens können nicht vergessen werden oder verlorengehen. Sie sind Bestandteil Ihres Selbst.

Die äußere Welt in ihrer Vielfalt ist nur eine unzählige Ansammlung von Beispielen für die wenigen, grundlegenden Wahrheiten in unserem Leben. Diese Wahrheiten tragen Sie und jeder Mensch stets in sich.

Was kann also verlorengehen? Nur ein weiteres Beispiel aus der materiellen Welt, das jederzeit durch ein anderes ersetzt werden kann.

Beim Energie-Fasten wurde die Reihenfolge Meditation und danach Visualisieren bewußt gewählt. In diesem Ablauf steckt eine wunderbare Ergänzung. Nachdem sich durch die Meditation Geist und Seele entleert haben, Sie sich in die Absichtslosigkeit haben fallen lassen, sind alle Seelenkräfte entspannt, voller frischer Energie und bereit, zu neuen Ufern aufzubrechen. Ihr höheres Selbst wird Sie nun mühelos in innere Bilderwelten führen und Sie werden dem mühelos folgen können.

Die persönliche Inventur: neuer Lebensplan nicht ausgeschlossen

Eine Auszeit wie das Energie-Fasten bewirkt häufig, daß Menschen beginnen, über Ihr Leben nachzudenken. Das ist auch gut so. Durch Entgiftung und gleichzeitige Aufladung mit frischen Energien kann es geschehen, daß Ihnen vieles in Ihrem Leben viel klarer wird und Sie sich wundern, warum Sie eigentlich dieses oder jenes im Alltag tun. Hier ist nun endlich Gelegenheit, sich mit frischen Kräften neu zu orientieren. Im bisherigen Alltag sind Sie möglicherweise durch Leistungsstreß, Mangelzustände und Vergiftungen völlig erschöpft worden. Warum sollten Sie ausgerechnet in diesem Zustand, wo Ihnen nur ein Minimum Ihrer Kräfte zur Verfügung steht, klare, gut durchdachte, wie sinnvolle Entscheidungen für sich selbst treffen können? Würden Sie jemandem, der gerade eine Betäubungsspritze bekommen hat, zumuten, einen Hypothekenvertrag abzuschließen? Nein? Aber genauso handeln wir, wenn wir ausgemergelt durch unseren Alltag hetzen. Wundern Sie sich also nicht, falls Ihnen viele Dinge plötzlich in einem ganz anderen Licht erscheinen. Das Energie-Fasten hat Sie entgiftet und mit Kraft aufgeladen. In diesem Zustand sind Sie mehr Herr Ihrer Sinne als im hektischen Alltag. Nehmen Sie die Resultate Ihres Nachdenkens, zu denen Sie jetzt gelangen, ernst. Sie sind im Vollbesitz Ihrer geistigen wie körperlichen Kräfte entstanden. Diese sind vermutlich um einiges mehr wert als die übereilten, gehetzten Entscheidungen vor dem Erkenntnisprozeß. Wenn Sie sich dabei erwischen, daß Sie, ohne dies zu beabsichtigen, Inventur machen, nehmen Sie eine Art Grundreinigung vor. Gut so! Vielleicht entdecken Sie, daß sich viele Dinge in Ihrem Leben ganz leicht zum Besseren ändern ließen. Ihr individueller Spielraum ist vermutlich doch viel größer als Sie bislang immer dachten.

Wenn sich Menschen über einen langen Zeitraum in Ihrem Berufsleben sehr unwohl fühlen, dann kann dies durchaus mit Mangelerscheinungen und Vergiftungen zu tun haben. Doch, nachdem diese negativen Zustände durch das Energie-Fasten beseitigt oder doch stark gemildert sind, kann sich eine andere Ursache herauskristallisieren: Sie führen ein falsches Leben. Vielen Energie-Fastern wurde dies schlagartig klar, als sie Inventur machten. Eine Erkenntnis, oft von gelungenen inneren Reisen ausgelöst. Nutzen Sie das neu Erlernte, Erfahrene. Das Visualisieren kann Sie zu Ihrer eigentlichen Lebensaufgabe führen. Bitten Sie Ihr höheres Selbst oder Ihren Schutzengel darum. Ihre Bitte wird nicht vergeblich sein.

Sich trotz Energie-Fasten unwohl in der eigenen Haut zu fühlen, muß nicht immer mit einem total falsch geführten Leben zu tun haben. Es können sich auch ein oder mehrere Lebensbereiche melden, die Sie sonst sträflich vernachlässigt haben. Jetzt haben Sie Zeit, sich darüber Gedanken zu machen. Was würden Sie gern ändern und wie? Schmieden Sie konkrete Pläne, um wirklich den Mut für Veränderungen aufzubringen.

Manchmal ist es hilfreich, diese neuen Pläne oder Lebensziele aufzuschreiben. Mit der Niederschrift der eigenen Inventur an der Hand läßt sich vieles leichter verwirklichen.

Ein mögliches Wunder:
die Entdeckung des wahren Selbst

Beim Visualisieren ist es durchaus möglich, daß Ihr höheres Selbst Sie zu einem bestimmten Punkt Ihres Inneren führen möchte. Hier beginnt das wahre Abenteuer des Energie-Fastens! Vielleicht wird dies nicht gleich am ersten Tag deutlich, aber viele Energie-Faster konnten besonders am dritten Tag schon großartige innere Erlebnisse verzeichnen.

Das höhere Selbst ist mit der göttlichen Ebene verbunden. Es kennt Ihre Lebensaufgabe, Ihre Vorleben und

Ihre karmischen Verbindungen. Lassen Sie sich vertrauensvoll in Ihr Innerstes führen. Dort lauert keine Gefahr, dort sind nur Sie selbst. Das eigene Selbst wird sich Ihnen vielleicht offenbaren, und es könnte sein, daß Sie sehr erstaunt sind, was so alles in Ihnen steckt. Ihre Fähigkeiten und Talente hat Ihr Selbst nicht zufällig mit auf diese Erde gebracht. Es sind Hilfsmittel, welche Ihnen dazu dienen sollen, Ihre Lebensaufgabe zu verwirklichen. Vielleicht haben Sie diese persönlichen Gaben bislang nur für das falsche Ziel eingesetzt. Ihr höheres Selbst kann Ihnen das zeigen. Keine Angst vor Veränderungen! Alles, was in Ihrem Leben geschieht, bestimmen Sie selbst. Ob Sie kleine Veränderungen oder die totale Umstrukturierung wollen, liegt ganz allein bei Ihnen.

Vielleicht erkennen Sie Ihr eigenes Selbst, und plötzlich wird Ihnen klar, warum manches so schwer war in Ihrem Leben oder warum Sie beim besten Willen keinen Erfolg hatten. Möglicherweise war all dies gar nicht Ihr Weg. Diese Erkenntnis kann viel Gutes bewirken, denn dieses Wissen kann uns von weiteren, schwereren Irrtümern abhalten.

Das eigene Selbst und die persönliche Lebensaufgabe erkennen zu dürfen ist ein großes Geschenk, größer als alle Güter dieser Welt.

Falls Sie sich beim Visualisieren unsicher fühlen, bitten Sie einfach einen Engel herbei, der Sie an die Hand nimmt und begleitet. Diesem Engel können Sie auch Fragen stellen. Am Ende der Reise vergessen Sie nicht, sich für die erhaltene Hilfe zu bedanken.

Mit neuem Gleichgewicht in ein neues Leben

Welche inneren Abenteuer, Erkenntnisse oder Selbstbe-
gegnungen Sie auch immer während des Energie-Fastens
erleben, ein Resultat dürfte für alle gelten: Durch Entgiftung und Energietanken werden Sie voller Schwung
und mit klarem Geist zurück in Ihren Alltag kehren. Die
Seelenkräfte haben wieder zu Ihrem natürlichen Gleich-
gewicht gefunden, und Anspannungen wie Verkrampfungen sind von Ihnen abgefallen.
Die frische Energie und das innere Gleichgewicht der
Seelenkräfte werden Ihre Sicht der Dinge verändern.
Diese Erfahrung hat jeder von uns schon einmal gemacht.
Kommt man entspannt aus dem Urlaub zurück, sehen
viele Dinge weniger schlimm aus, als man vorher dachte.
Dies ist eine ganz normale Entwicklung. Sind Körper,
Geist und Seele zur Ruhe gekommen und mit frischer
Energie aufgetankt, ist auch das Beurteilungsvermögen
wieder auf einer realistischen Basis. Negative Fixierungen
sind aufgehoben, und das Denken in größeren Zusammenhängen relativiert so manche Unebenheit. Die einzige Gefahr im Alltag, – dies werden Sie vermutlich auch
aus Ihrer ersten Woche nach dem Urlaub kennen –, besteht darin, daß Ihre innere Ruhe und Ihr Gleichgewicht
schnell wieder verlorengehen. Ursache für dieses Phä-
nomen ist: wir nehmen sofort alle alten Gewohnheiten
wieder auf. Ändert man nichts, so darf man sich auch
nicht über das gleiche Resultat wundern. Liefert man sich
also wieder sämtlichen Energieräubern aus, vergiftet man
seinen Körper von neuem. Nimmt man die berufliche Anspannung wie gewohnt mit nach Hause, kommen die
Energiereserven bald wieder auf dem Nullpunkt an.

Nehmen Sie Ihre Erfahrungen aus dem Energietanken durch frische Säfte, durch Meditation und Visualisierung mit in Ihren Alltag. Trotz all der Widrigkeiten, die Ihre Energie wieder absaugen, ohne neue Energie zurückzubringen, verändern Sie etwas. Jede Kleinigkeit bringt Sie ein Stück weiter. Denn es ist die Summe aller negativen Zustände, welche die totale Energielosigkeit bringt. Im Verlauf des Energie-Fastens ist Ihnen bestimmt eingefallen, welche großen Störfaktoren in Ihrem Leben tätig sind. Diese energiefressenden Monster können aber verändert werden. Eine kleine Liste mit konkreten Lösungsschritten soll Sie in der ersten Woche nach Ihrer Kurzkur stützen. Sie werden sehen: Das Leben läuft nicht starr. Es läßt sich durchaus verändern. Vertrauen Sie der natürlichen Dynamik Ihres Lebens. Auch Sie können diese Energieräuber besiegen und vielleicht sogar in hilfreiche Freunde umwandeln. Verändern Sie sich und gehen Sie anders mit Ihrem Leben um, dann wird sich auch alles andere ändern.

Die veränderte Umwelt:
der Gleichklang von Innen und Außen

Für viele Energie-Faster ist dies eines der erstaunlichsten Ergebnisse des Drei-Tage-Programms: Der Alltag hat sich scheinbar verändert!
Sie kommen in die Firma, alle verhalten sich ungewöhnlich freundlich, und die beruflichen Anforderungen sind anscheinend viel leichter geworden.
Dieses wunderbare Ergebnis des Energie-Fastens hat zwei Gründe. Erstens: Sie sind jetzt voller Energie und positiv

gestimmt. Die neu gewonnene Kraft hat Ihre Sicht der Dinge verändert. Denn der Maßstab für alle Bewertungen liegt in Ihnen selbst. Es ist verständlich, daß ein völlig ausgelaugter Mensch eine harmlose Aufgabe als großes Drama ansieht, denn dieser Mensch hat keine Kraft mehr. Ohne Kraft läßt sich alles nur noch schwer bewältigen. Bindet Ihnen jemand die Arme auf dem Rücken fest, fordert Sie dann auf, mit Messer und Gabel zu essen, dann werden Sie vermutlich wütend über diesen Zynismus sein. Natürlich werden Sie diese Herausforderung nicht bewältigen. Dieser Zustand läßt sich mit der völligen Energielosigkeit vor dem Energie-Fasten vergleichen. Ungefesselt würden Sie das Essen mit Messer und Gabel ohne nachzudenken und ohne Anstrengung ausführen. Das ist Ihr Zustand nach dem Energie-Fasten. Alle Probleme und Aufgaben sind mit vollen Energietanks besser zu bewältigen. Zweitens: Sie wirken auf einmal ganz anders auf andere. Ein entspannter, fröhlicher und kraftvoller Mensch ruft andere Reaktionen bei seiner Umgebung hervor als ein depressiver, nörgelnder oder jammernder Mensch. Ihre Kollegen werden mit Sicherheit anders auf Sie reagieren. Für Sie selbst stellt sich Ihre Umwelt dann so dar, als hätten sich die anderen geändert. Das haben sie auch, bloß der ursprüngliche Grund ist Ihre veränderte Ausstrahlung.

Da die materielle äußere Welt nur ein Spiegel unseres Inneren ist, sollte es Sie nicht überraschen, daß mit Ihrem positiven, inneren Gleichgewicht auch Ihre Umwelt positiver und harmonischer erscheint. Sie spiegelt Ihr Inneres im Außen. Das Innere ist kraftvoll, positiv und im Gleichgewicht. So wird auch die Umgebung sein. Eine wirklich erfreuliche Belohnung nach dem Energie-Fasten!

Der Mensch als Teil der göttlichen Dreifaltigkeit

Die Entgiftung des Geistes durch Öffnung der künstlichen Grenzen erlaubt Ihrem Selbst, sich mit der unendlichen Dimension des Göttlichen zu vereinen. Jeder Mensch hat den göttlichen Funken in sich. Vielleicht haben Sie ihn auf Ihren inneren Reisen ganz deutlich gespürt. Auch Sie sind Teil einer göttlichen Ordnung, auch Sie unterliegen dem wellenförmigen Rhythmus der Natur. Diese Erfahrung zeigt Ihnen, wie geborgen Sie in den höheren Zusammenhängen sind.

Schon in der Bibel steht, daß Gott den Menschen nach seinem Ebenbild schuf. Wir finden in der göttlichen Dreifaltigkeit, unabhängig von den verschiedensten Interpretationen, den bekannten Dreiklang.

- Gottvater ist die unendliche Quelle der Liebe und steht daher mit der Energie der Seele, den Gefühlen, in Verbindung.
- Der Heilige Geist kann unbegrenzt die Energie des menschlichen Geistes speisen und die Kraft des Verstandes fördern.
- Jesus, Gottessohn, ist die Quelle aktiver, göttlicher Kraft. Sie ist unser Wille zu positiven Taten und Veränderungen, der hier Unterstützung findet.

Das menschliche Selbst besteht aus drei verschiedenen Energieformen, die ihre Entsprechung in der Dreieinigkeit göttlicher Kräfte findet. Interessanterweise werden diese drei verschiedenen Kräfte Gottes immer als eine Einheit und als Bestandteil eines ungeteilten Ursprungs gesehen. Wir haben gesehen, daß auch der Mensch seine

Kräfte nicht teilen kann, ohne sein gesamtes Selbst zu erschüttern. Als Geschöpfe Gottes sind auch wir mit einem eigenen Dreiklang der Kräfte ausgestattet. Diese Nähe zum Göttlichen sollte uns endgültig davon abbringen, eine Kraft zu überbeanspruchen und die anderen beiden Kräfte verkümmern zu lassen. Es wird ohnehin nicht funktionieren, weil das Selbst dies verhindert. Doch die Pflege von Körper, Seele und Geist wird uns näher an die Göttlichkeit bringen und teilhaben lassen an den großen kosmischen Zusammenhängen.

Die spirituelle Tradition des Fastens: Transformation durch Reinigungsrituale

Das Fasten findet sich in vielen alten Weltkulturen als ein Bestandteil religiöser Kulte. Zu allen Zeiten wußten Menschen um den Zusammenhang zwischen Fasten und spiritueller Erleuchtung. Diese Verknüpfung konnte bis heute nicht vollständig wissenschaftlich belegt werden. Fest steht, daß es funktioniert. Die innere Reinigung, die das Fasten bewirkt, war und ist in vielen Religionen anerkannte Voraussetzung für die spirituelle Entwicklung. Die Einkehr nach innen wird durch bestimmte äußere Rituale unterstützt.

Jesus fastete in der Wüste, bis er vollständige Erleuchtung gewann und dann auf Wanderschaft ging, um zu den Menschen zu predigen. Finden wir darin vielleicht ein christliches Symbol für das Erkennen der Lebensaufgabe durch das Ritual des Fastens? Selbst heute kennt die christliche Kirche noch die Fastenzeit, ebenso wie die Mohammedaner den Fastenmonat Ramadan.

Die Tradition des Fastens ist bei vielen Völkern und Religionen zu finden und wird stets im Bemühen um Erleuchtung ausgeübt. Der Wunsch des Menschen, Gott näherzukommen, findet in dieser alten Fastentradition Ausdruck. Die Art und Weise des Fastens gestaltet sich allerdings sehr unterschiedlich. Das Fasten bei Wasser und Brot, eine christliche Tradition, setzt sich bis heute in gemilderter Abwandlung in Speiseverboten an bestimmten Feiertagen fort. Die Gewohnheit, an Freitagen nur Fisch und kein Fleisch zu essen, hat sich seit dem Mittelalter bis heute erhalten.

Fasten ist sowohl ein Reinigungsritual für bestimmte religiöse Anlässe als auch Sühne und Buße für schlechtes Sozialverhalten. Beide Richtungen finden sich auch im modernen Energie-Fasten. Wir versuchen so unsere »Sünden«, Vergiftungen, die wir uns selbst zugefügt haben, auszugleichen, indem wir uns reinigen. Die Aufladung mit Kraft vermag uns manchmal sogar Erleuchtung zu bringen. Denn Quelle und Ursprung aller Energie ist Gott.

Die Vorbereitung auf das Drei-Tage-Energie-Programm

Der Arztbesuch: Kontrolle ist besser

Im allgemeinen gilt, daß einem gesunden Menschen eine Fastenkur nicht schaden kann und sie einem kranken Menschen hilft. Doch in der Regel entschließen wir uns erst zum Fasten, wenn wir bereits Erscheinungen wie Schmerzen, Erschöpfung oder Mangelzustände deutlich spüren.

Zur eigenen Sicherheit und Beruhigung ist es sehr hilfreich, sich vor Beginn des Energie-Fastens von einem Arzt untersuchen zu lassen. Versteckte oder aufkeimende Krankheiten können bei dieser Gelegenheit entdeckt werden.

Falls Sie ohnehin schon länger krank sind oder von chronischen Beschwerden geplagt werden, müssen Sie vor dem Energie-Fasten unbedingt Ihren Arzt aufsuchen. Informieren Sie Ihren Arzt über Ihr Vorhaben und hören Sie sich seine ärztliche Meinung dazu an.

Medikamente

Medikamente sind beim Energie-Fasten tabu, es sei denn, Sie müssen aufgrund einer Krankheit regelmäßig Medikamente einnehmen. In so einem Fall läßt sich deren Einnahme nicht vermeiden. Sprechen Sie mit Ihrem Arzt über Ihr Fastenvorhaben. Bei manchen Fastenkuren wurden bereits bestehende Krankheiten erfolgreich bekämpft. Doch dies sollte Sie nicht dazu verleiten, unvorsichtig zu werden und auf lebensnotwendige Medikamente zu verzichten. Lassen Sie sich vor und nach dem Energie-Fasten von Ihrem Arzt gründlich untersuchen. Vielleicht kann sogar nach der Kur die Dosierung Ihrer Medikamente etwas herabgesetzt werden, da Ihr Körper sich ein bißchen erholt hat. Besprechen Sie diese Entscheidungen immer mit Ihrem Arzt und handeln Sie nicht auf eigene Faust. Für andere Menschen, die im Prinzip gesund, aber »nur« ausgelaugt sind, gilt: Finger weg von Medikamenten. Sollten Sie im Alltag gewohnheitsmäßig bei dem kleinsten Anflug von Kopfschmerzen schon zur Tablette greifen, ist dies die beste Gelegenheit, sich diese Unsitte abzugewöhnen. Verschiedene Formen leichten Unwohlseins können wirkungsvoll mit Säften bekämpft werden (siehe Tabelle unten).

Das Entgiften verursacht während des Fastens eventuell leichtes Unwohlsein. Die Gifte, die in den Körper hineingekommen sind, müssen ihn auch wieder durchwandern, um ihn endgültig verlassen zu können.

Die Verbote

Das erste Verbot wurde bereits erwähnt:
Medikamente, die nicht wegen chronischer Krankheiten eingenommen werden müssen, sind grundsätzlich verboten. Bevor Sie zu einer Kopfschmerztablette greifen, nehmen Sie lieber einen frischen Saft oder Kräutertee zu sich.

Das zweite Verbot umfaßt alle »Zivilisationsgifte«:

- Zigaretten sollen während des Energie-Fastens tabu sein. Falls Sie doch schwach werden, beschränken Sie das Rauchen auf höchstens ein bis drei »Not-Zigaretten« pro Tag. Sie werden schnell feststellen, daß Ihnen von dieser Ausnahme-Zigarette ganz schön schwindlig wird. Merken Sie sich dieses Gefühl gut. Dies ist die Normalreaktion des Körpers auf den blauen Dunst! Während der ständigen Vergiftung im Alltag gelingt es dem Körper nicht mehr, diesen Hilferuf in Ihr Bewußtsein zu bringen.

- Kaffee sollte wegen seiner stark säuernden Eigenschaften ebenfalls drei Tage lang aus Ihrem Programm gestrichen werden. Genießen Sie lieber den unbekannten Geschmack der Kräuter- und Früchtetees. Vielleicht mögen Sie auch nach dem Drei-Tage-Energie-Fasten gar keinen Kaffee mehr, sondern steigen auf andere, gesündere Getränke um.

- Alkohol bleibt absolut verboten. Sollten Sie bislang gewohnheitsmäßig täglich zum Essen Alkohol konsumiert haben, bietet die Kurzkur eine gute Gelegenheit, damit aufzuhören. Alkohol, zwar legal, ist eine Droge und macht süchtig, sofern er nicht in Maßen genossen wird. Die schmackhaften Säfte könnten Sie dazu bringen, Alkohol künftig eher zu meiden und frische Säfte zu konsumieren.

- Schwarzer Tee sollte beim Energie-Fasten gleichfalls nicht auf dem Programm stehen. Die Gerbstoffe des Tees belasten Leber und Nieren, die sich eigentlich über den »Frühjahrsputz« des Fastens freuen sollten.

Qualität statt Quantität: die Saftapotheke

Der wichtigste Aspekt beim Genuß von Gemüse- und Obstsäften sollte beim Energie-Fasten ihre Qualität sein. Die Rohstoffe zur Saftherstellung sollten möglichst aus biologischem Anbau stammen, unbehandelt und vor allem ungespritzt. Obst und Gemüse aus dem Supermarkt können eine unerwünschte, weitere Zufuhr an Giftstoffen bedeuten. Aber diese Giftstoffe sollen beim Energie-Fasten ja gerade ausgespült werden. Sparen Sie also nicht an der falschen Stelle. Eine etwas teurere Auswahl an Gemüse und Obst aus biologischem Anbau macht sich im Endergebnis des Energie-Fastens gleich mehrfach bezahlt.

Empfehlenswert ist, sich vor dem Einkauf die Checkliste der eigenen Vergiftungssymptome anzuschauen und die entsprechenden Obst- und Gemüsesorten danach auszusuchen.

Der gesamte Einkauf kann für die drei Tage im Kühlschrank gelagert werden. So bleiben die möglichst reifen Zutaten schön frisch und werden nicht überreif.

Pfarrer Kneipp nannte das Tee- oder Saftfasten einmal »eine Operation ohne Messer«.

Jedes dieser Naturprodukte bietet dem Körper eine Vielzahl wichtiger Substanzen. So können häufig mehrere Übel mit einer Obst- oder Gemüsesorte bekämpft werden. Generell wirken aber alle Säfte reinigend, entschlackend und entgiftend. Dennoch gibt es auch spezifische Wirkungsweisen, die auf die jeweiligen persönlichen Bedürfnisse abgestimmt werden müssen. Haben Sie ständig unter streßbedingtem Durchfall zu leiden, können Heidelbeeren als Bestandteil Ihrer Fruchtsäfte Erleichterung verschaffen. Auch für mögliche kleinere Beschwerden, die während des Saft-Fastens als Begleiterscheinung beim Entgiften auftreten können, gibt es Linderung aus der Saftapotheke. Körperliches Unwohlsein kann während des Drei-Tage-Energie-Fastens stören, dadurch kämen auch Geist und Seele zu kurz.

Es folgt eine Tabelle mit möglichen Beschwerden und den dazu passenden Säften, um bei den verschiedensten Beschwerden helfen zu können. Viele dieser natürlichen Mittel können einfach den Säften beigemischt werden, um schnelle Linderung zu verschaffen oder noch besser erst gar keine dieser Schwachpunkte aufkommen zu lassen.

Tabelle: Die Saft-Apotheke

Blähungen	Pfefferminzblätter, Zwiebeln, Knoblauch, Fenchel
Blasenbeschwerden	Sellerie, Gurke, Melone
Blutdruck, niedriger	Orangen, Grapefruits, alle süßen Früchte; in extremen Fällen: ein EL Honig
Blutdruck, hoher	Wassermelone
Durchfall	Heidelbeeren, Äpfel
Erkältungen (leichte)	Zwiebeln, Holunderbeeren, Orangen, Pfefferminzblätter
Erschöpfung	Erdbeeren
Gallenbeschwerden	Pfefferminzblätter, Rettich, Mangos, Papayas
Husten (Verschleimung der Atemwege)	Zwiebeln, Holunderbeeren, Karotten
Kopfschmerzen	Äpfel

Krämpfe im Bauchbereich (auch bei Menstruation)	Pfefferminzblätter, Leinsamenöl, Kohl, Sellerie, Petersilie, Kartoffeln, Fenchel
Kreislaufbeschwerden (*leichte*)	Holunderbeeren, alle süßen Früchte, Orangen, Grapefruits
Leberbeschwerden	Rettich, Mango, Kiwi, Papayas, Spinat
Magenbeschwerden bis Magenschmerzen	Pfefferminzblätter, Melone
Müdigkeit	Erdbeeren, Orangen, Grapefruit
Nierenbeschwerden	Sellerie
Schlappheit/Schwäche	Erdbeeren, Holunderbeeren, Orangen, Grapefruits
Schwindel (leichter)	Holunderbeeren, Orangen, Wassermelone
Sodbrennen	Pfefferminzblätter, Melone
Übelkeit (leichte)	Pfefferminzblätter, Wassermelone
Unruhe	Fenchel, Karotten, Sellerie
Unwohlsein (allgemeines)	Wassermelone, süße Früchte, vor allem Orangen
Verstopfungen	Äpfel, Birnen, Zwiebeln, Leinsamenöl, Knoblauch

Leichte Beschwerden, wie in der Tabelle aufgeführt, sind kein Grund zur Besorgnis. Der Körper leistet Schwerstarbeit mit seiner umfassenden Entgiftung! Alle inneren Organe, Stoffwechsel und gesamtes Verdauungssystem sind vollauf damit beschäftigt, endlich alle Schlacken und Giftstoffe loszuwerden. Daher muß man sich nicht wundern, falls sich ein eifrig reinigendes Organ zwischendurch mit leichten Beschwerden meldet. Es ist als das »Puh!« eines Schwerarbeiters zu deuten.

Sollten Sie während des Saft-Fastens Kreislaufprobleme bekommen, die durch niedrigen Blutdruck verursacht sind, bitte die Säfte besonders süßer Früchte nehmen. Ihr hoher Fruchtzuckeranteil bringt in der Regel den Kreislauf schnell wieder in Schwung. Sollte nach einer guten Portion süßen Saftes der Blutdruck immer noch zu niedrig sein, was jedoch unwahrscheinlich ist, kann ein großer Löffel kaltgeschleuderten Honigs Abhilfe leisten. Honig bedeutet eine extra große Portion Fruchtzucker, diese Dosis wird das Problem vermutlich innerhalb kürzester Zeit aus der Welt schaffen.

Frische Pfefferminzblätter sind nicht immer verfügbar. Es kann daher auch Pfefferminztee, also der Aufguß getrockneter Blätter, getrunken werden.

Notizen zum eigenen Vergnügen

Die eigenen Erlebnisse oder Erkenntnisse während des Energie-Fastens können auch schriftlich festgehalten werden, als eine Art Tagebuch auch in tabellarischer Form. Es bleibt jedem selbst überlassen, ob diese Methode ihm entspricht.

Für manchen Energie-Fasten-Anfänger sind die persönlichen Notizen aus heutiger Sicht so etwas wie ein Abenteuerbericht. Eine Art Dokumentation zum Beginn eines neuen Lebens. Doch das Energie-Fasten muß nicht unbedingt eine völlige Umorientierung Ihres eigenen Lebens werden. Es kann ein Start sein, wenn man ihn gerne möchte. Es reicht aber ebenso gut als Auszeit zum Wohl-

110

fühlen und Kraftaufladen. Wer also möchte, sollte dieses sanfte Abenteuer der Selbstbegegnung in Notizen festhalten. Es ist jedoch kein notwendiger Bestandteil des Programms.

Bilder, Farben oder Klänge, die während der Meditationen, den Atemübungen und beim Visualisieren vor Ihrem inneren Auge auftreten, können hilfreiche persönliche Wegweiser sein. Viele Energie-Faster notieren diese Botschaften ihres Inneren und arbeiten sie später aus. Eine immer wieder auftretende Farbe vermag auf das entsprechende Chakra hinzuweisen sowie auf Störungen in diesem Energiebereich aufmerksam zu machen. Die Reinigung von Geist und Seele legt manchmal verschüttete Lebensziele oder vernachlässigte Lebensbereiche wieder frei. Für diese seelischen Botschaften, oft »Zurufe« des höheren Selbst, ist Aufschreiben sehr empfehlenswert.

Bei wiederholtem Energie-Fasten können Notizen helfen, die persönliche Vorliebe festzuhalten. Hat ein Saft sehr gut geschmeckt oder eine Kombination von Zutaten einen besonders belebenden Effekt erzielt, bedeutet das eine wertvolle persönliche Information für Ihr nächstes Drei-Tage-Programm. Auf jeden Fall ist empfehlenswert, neue eigene Saftkreationen, die delikat schmeckten, zu notieren und das Rezept aufzuheben – für nächstes Mal.

Die Umgebung vorbereiten: das Alleinsein sichern

Viele Dinge machen erst in Gesellschaft richtig Spaß. Doch das Energie-Fasten sollten Sie möglichst alleine tun. Sehen Sie es als eine ganz persönliche Kurzkur, die Ihnen inneres Gleichgewicht und nötige Energie zurückbringen soll. Eine Reise nach innen, zu Ihren eigenen Ursprüngen und verschütteten Wünschen, sollte nicht durch Einwirkungen von außen beeinflußt oder gestört werden.

Falls Sie Single sind, ist es vermutlich wesentlich einfacher, Verabredungen oder gesellschaftliche Treffen für ein langes Wochenende abzusagen.

Haben Sie Familie oder leben in einer Partnerschaft, sind die Schwierigkeiten, sich ein langes Wochenende zu sichern, vermutlich größer. Man muß sich mutig für seine persönliche Auszeit einsetzen, aber es lohnt sich. Eine gute Idee ist, die Aufgaben, die Sie sonst übernehmen, innerhalb der Familie zu verteilen, und zu erklären, daß Sie an diesem einen Wochenende für nichts anderes zuständig sind als nur für sich selbst. Diese Medaille hat jedoch zwei Seiten. Nicht nur die Familie muß darauf vorbereitet werden, daß Sie eine Auszeit nehmen, sondern auch Sie selbst. Falls jemand Sie etwas fragt oder um etwas bittet, müssen Sie stark genug sein und ruhig und freundlich ablehnen. Sie sind in diesen drei Tagen für nichts und niemand zuständig, außer nur für sich selbst. In einem Haushalt mit mehreren Personen eine dreitägige Auszeit zu nehmen, ist zeitweise ein Kunststück. Ein Zimmer Ihrer Wohnung sollten Sie während dieser Zeit ganz für sich beanspruchen. Dort ziehen Sie nur sich zurück, für alle anderen ist es tabu. Treffen Sie eine Abmachung, daß Sie während des Energie-Fastens für niemanden ansprechbar sind. Sie sind ja auch nicht vorhanden für diese äußere Welt, sondern Sie sind in Ihrem Inneren.

Am besten hat sich, nach den Erfahrungsberichten vieler Faster, bewährt, sich selbst oder die Familie »auszusiedeln«. Kurz: Entweder Sie fahren über das Wochenende weg, mieten sich eine Ferienwohnung, ein möbliertes Zimmer, oder Ihre Familie fährt zum Kurzurlaub irgendwo hin. Beide Interessenlagen werden damit befriedigt, und die Wiedersehensfreude ist dann um so größer.

Über das
Drei-Tage-Energie-Programm

Die Kurzkur gegen Kurzschluß

Zunehmende Energielosigkeit, Verschlechterung des Allgemeinbefindens sind im leistungsorientierten Alltag oft Folge von Vergiftungen und falschem Energiemanagement. Bevor das gesamte Selbst große Schäden davonträgt, gibt das Energie-Fasten eine Methode an die Hand, um zwischendurch die Notbremse zu ziehen, zu entgiften und Energie aufzuladen. Man sollte nicht erst bis zum totalen Zusammenbruch warten, der einen dann zu einer längeren Auszeit zwingt. Nehmen Sie die Signale Ihres Körpers, Ihrer Seele und Ihres Geistes ernst. Erschöpfung, Unwohlsein und Schmerzen sind nicht der natürliche Zustand des Menschen. Energie, Leistungsbereitschaft und Lebensfreude hingegen sind die ursprünglichen, natürlichen Befindlichkeiten unseres Ichs. Das Energie-Fasten sollte zu einem festen Bestandteil Ihres Lebens werden. Bieten Sie Ihrem Körper und Geist eine regelmäßig wiederholte Auszeit, um es gar nicht erst zu Kurzschlußhandlungen und Zusammenbrüchen kommen zu lassen.

Fast jeder Mensch, der das Energie-Fasten mehr als einmal angewendet hat, stellte seine ungesunde Lebensweise ein. Der große Effekt, den dieses Kurzprogramm hat, kann dem einzelnen aufzeigen, daß es im Alltag an vielen gesunden Dingen fehlt. Das Energie-Fasten macht bewußt, daß die einfachen natürlichen Dinge des Lebens eine große Energiequelle sein können. Viele Menschen möchten in der Folge auch im Alltag nicht mehr auf gesunde Nahrung, Bewegung und Meditation verzichten. Viele Leistungsträger haben diese einfachen und effektiven Gewohnheiten schon längst zum festen Bestandteil ihres Berufslebens gemacht. Die Energiereserven werden immer wieder aufgefüllt und die Kapazität des Leistungspotentials steht abrufbereit zur Verfügung. Doch gibt es im Berufsleben außergewöhnliche Streßbelastungen, welche die Energien aufsaugen. Hier kann das Drei-Tage-Programm wertvolle Hilfestellung leisten.

Senkrechtstart zu neuer Kraft

Je größer Ihre Erschöpfung vor dem Energie-Fasten war, desto größer wird das Erstaunen, wieviel Energie ein Mensch in drei Tagen auftanken kann. Haben Sie sich wirklich ernsthaft um alle Teile dieses Programms gekümmert, dann empfinden Sie den folgenden, ersten Arbeitstag wie einen Senkrechtstart. Gesunde Säfte, tiefe Meditationen, leichte Bewegung und gelungene innere Reisen werden Ihnen alle Energie bringen, die Sie brauchen.
Das neu gewonnene Kraftpotential sollten Sie allerdings hegen und pflegen. Verpulvern Sie nicht gleich wieder zu Beginn der Arbeitswoche alle Reserven. Eine erste, leichte Umstellung Ihrer Lebensgewohnheiten hilft Ihnen, Ihre Energien nicht wieder dramatisch in den Keller zu fahren.
Alle Tips in meinem Buch sind nur Vorschläge. Sollte

Ihnen für Ihre persönlichen Bedürfnisse noch etwas Besseres einfallen: Wunderbar! Probieren Sie alles aus.

Rezepte

Was Sie unbedingt für das Saft-Fasten benötigen, ist ein Entsafter. Für Zitrusfrüchte genügt zwar eine normale Handzitronenpresse, doch die Saftausbeute ist damit nicht optimal, denn es bleibt zuviel unausgepreßtes Fruchtfleisch zurück. Eine elektrische Zitruspresse leistet hier die weitaus besseren Dienste.

Die Anschaffung eines guten Entsafters, der generell alle Obst- und Gemüsesorten entsaften kann, selbst harte Karotten, ist der erste Schritt zur positiven Energetisierung Ihres Lebens.

Die Herstellung der Säfte

- Sie benötigen: Entsafter, Zitruspresse (möglichst elektrische). Die folgenden Rezepte sind Vorschläge. Sie können auch eigene Kreationen und Kombinationen von Obst- und Gemüsesorten probieren.
- Lassen Sie sich beim Einkauf der Früchte und Obstsorten von Ihrer Intuition und dem persönlichen Geschmack leiten. Denn das Energie-Fasten sollte eine sehr persönliche Wohlfühl-Kur werden.
- Wählen Sie die beste Qualität, die zu bekommen ist, vorzugsweise unbehandeltes Obst oder Gemüse. Am besten sind Produkte aus biologischem Anbau. Körper und Geist sollen gereinigt werden und nicht mit weiteren chemischen Stoffen belastet werden.

- Obst und Gemüse sollte reif sein. Daher wäre es gut, nach dem Einkauf alles im Kühlschrank aufzubewahren, um eine nachträgliche Überreifung zu verhindern.
- Erst kurz vor der Saftherstellung sollte alles sorgfältig gewaschen, entkernt, braune Stellen entfernt und in Stücke geschnitten werden.
- Die Säfte sollten am besten immer frisch zubereitet werden, dadurch wird gewährleistet, daß alle Inhaltsstoffe voll zur Geltung kommen und nichts an Wirksamkeit verloren geht. Reste einer Saft-Mahlzeit können schlückchenweise zwischendurch getrunken werden. Einfrieren der Säfte ist keine gute Idee.
- Schmeckt eine Saftmischung zu intensiv, einfach mit etwas Wasser verdünnen. Natürlich wäre Quellwasser das Beste, jedoch steht es vielen Menschen nicht zur Verfügung. Ersatzweise kann auch gutes Mineralwasser genommen werden, aber unbedingt stilles Wasser. Mit Kohlensäure angereichertes eignet sich nicht. Es gibt im Handel genügend gesunde Wassersorten, manche stammen aus Heilquellen.

Beim Fasten sollten Sie viel trinken, am besten drei Liter täglich.
Die größte Flüssigkeitsmenge wird vermutlich durch Säfte abgedeckt werden. Falls Sie jedoch zwischendurch Durst haben, trinken Sie soviel stilles Mineralwasser wie Sie mögen. Auch Kräutertees bilden als warmes Getränk eine gute Ergänzung, besonders da Kräuter zusätzliche, heilende und reinigende Wirkungen haben. Auf Kaffee oder schwarzen Tee sollten Sie möglichst verzichten. Kaffee übersäuert und schwarzer Tee belastet durch

seine Gerbstoffe die ohnehin schwer arbeitenden Nieren.

Die Säfte in kleinen Schlückchen trinken. Jeder Schluck sollte im Mund durchgekaut werden. Das hat den Sinn, die Säfte mit dem Speichelenzym anzureichern, das zur Aufschlüsselung und Auswertung der Inhaltsstoffe notwendig ist.

Der Frühstücksdrink: gegen Hunger am Morgen

Viele Menschen sind morgens besonders hungrig. Um diese Hürde zu nehmen, können Sie als Frühstück einen Früchtemix mit Fruchtfleisch zu sich nehmen.

Dieser dicke Fruchtsaft wird im Milk-Shaker oder mit dem Pürierstab hergestellt. Alle Bestandteile werden miteinander zu einem dicken Fruchtbrei verrührt.

$1/_2$ Ananas (schälen)

1 Mango (entkernen, schälen)

1 Papaya (entkernen, schälen)

2 Teelöffel Leinöl

stilles Mineralwasser nach Geschmack

Reiner Ananas-Saft: der Superreiniger mit viel Energie

Die Ananas ist reif, wenn sie außen goldgelb ist, mit kleinen hellbraunen Punkten, und süßlich riecht. Eine unreife Frucht ist grün, eine überreife riecht schon säuerlich. Ober- und Unterseite werden ungefähr drei Zentimeter abgeschnitten. Die Ananas in dicke Scheiben schneiden und schälen. Die nach innen gewachsenen Schalenpunkte sollten alle entfernt werden.

Die geschälten Scheiben vierteln und in den Entsafter geben.

Ananas-Mango-Pfirsich-Orangen-Saft: Guten Morgen!

Dieser Saft ergibt eine große Saftmenge, daher kann er auch während des Vormittags als Zwischenmahlzeit weiter getrunken werden.

$1/_2$ Ananas (schälen und vierteln)
1 Mango (entkernen, schälen)
2 Pfirsiche (entkernen)
2 Orangen (schälen)

Ananas-Erdbeer-Orange

$1/_2$ Ananas (schälen)
200 g Erdbeeren (waschen, das Grün abschneiden)
1 Orange (schälen)

Reiner Apfelsaft: der Darmreiniger

Feste Apfelsorten eignen sich besser zum Entsaften als mehlige. Der Golden Delicious ist ein saftiger Apfel, der dennoch süßlich schmeckt und einen feinen Saft ergibt. Doch sollten Sie sich bei der Auswahl der Apfelsorten nach Ihren persönlichen Wünschen richten.

4 große Äpfel (waschen, entkernen, Stiel entfernen und vierteln)

Apfel-Birnen-Saft: der Verstopfungslöser
2 Äpfel (waschen, entkernen, Stiel entfernen, vierteln)
2 Birnen (waschen, entkernen, Stiel entfernen, vierteln)

Apfel-Heidelbeer-Saft: gegen Durchfall
2 Äpfel (waschen, entkernen, Stiel entfernen, vierteln)
200 g Heidelbeeren (waschen)

Birnen-Himbeer-Papaya-Pfirsich-Saft:
Superhaut-Drink
2 Birnen (waschen, entkernen, Stiel entfernen, vierteln)
200 g Himbeeren (waschen)
$1/_2$ Papaya (schälen, entkernen)
1 Pfirsich (schälen, entkernen)
2 Teelöffel Leinöl

Kiwi-Erdbeer-Papaya: der Organreiniger
3 Kiwis (schälen)
200 g Erdbeeren (waschen, Grün abschneiden)
1 Papaya (schälen, entkernen)

Mango-Kiwi-Saft: der Gelenk- und Leberreiniger
1 Mango (schälen, entkernen)
3 Kiwis (schälen)

Reiner Orangensaft: der Aufwecker

Je nach Sorte ergeben vier bis sechs Orangen ein Trink-
glas voll Saft. Die Menge richtet sich jedoch nach den individuellen Bedürfnissen.

Orangen-Grapefruit-Erdbeer-Saft: der Kräftiger

Bei dieser Saftkombination empfiehlt es sich immer die
doppelte Menge Orangen im Verhältnis zu den Grapefruits zu verwenden, damit der Geschmack süß bleibt.
Allerdings ist das Mischungsverhältnis eine reine Ge-
schmackssache.

4 Orangen (schälen)
2 Grapefruits (schälen)
200 g Erdbeeren (waschen, Grün abschneiden)

Orangen-Grapefruit-Pfirsich-Saft: der Vitalisierer

3 Orangen (schälen)
1 Grapefruit (schälen)
2 Pfirsiche (schälen, entkernen)
1 Teelöffel Leinöl

Melonensaft: der Säurebinder

Für einen Melonensaft können Sie eine halbe oder ganze
Wassermelone entsaften. Die Kerne müssen vorher entfernt und das Fruchtfleisch aus der Schale geschnitten
werden. Doch kann auch eine Mischung an Melonensor-
ten gut schmecken, sie ist ebenso säurebindend:

$1/_4$ Wassermelone
$1/_2$ Honigmelone

Weintrauben-Saft: Starter für die Selbstheilung

Für diesen Saft sollten Sie kernlose gelbgrüne Weintrauben kaufen. Die Menge richtet sich nach dem individuellen Bedürfnis. Dem Traubensaft sagt man nach, die Selbstheilungskräfte zu aktivieren, da sehr viel Sonne, also Vital- und Lichtkraft, in diesen Früchten gespeichert ist. Blaue Trauben werden von vielen Menschen wegen der Gerbstoffe nicht so gut vertragen und führen manchmal zu Magenbeschwerden. Falls Sie allerdings keine Probleme mit dem Magen haben, können auch blaue kernlose Trauben entsaftet werden.

Power-Gemüsesaft: die Super-Zell- und Nervennahrung

$1/_2$ Blumenkohl
1 große Fleischtomate (grünen Stielansatz entfernen)
$1/_2$ gelbe Paprika (Samen entfernen, waschen)
1 große Kartoffel (schälen, vierteln)
1 Bund Petersilie (waschen)
etwas Sellerie
2 Teelöffel Leinöl
2 Knoblauchzehen, falls gewünscht
etwas Meersalz

Tomaten-Gemüse-Cocktail: der Blutbilder

2 große Fleischtomaten (grünen Stielansatz entfernen)
1 Kartoffel (schälen, vierteln)
200 g Brokkoli (waschen, klein schneiden)
1 Bund Petersilie (waschen)
200 g Spinat (waschen)

50 g Rote Bete (schälen, vierteln)
$^1/_2$ Zucchini (waschen, klein schneiden)
etwas Sellerie
2 Teelöffel Leinöl
2 Knoblauchzehen, falls gewünscht
etwas Meersalz

Der grüne Gemüse-Saft:
der Augen- und Hautverbesserer
1 große Brokkoli (waschen, klein schneiden)
1 große Kartoffel (schälen, vierteln)
1 grüne Paprika (Samen entfernen, waschen, vierteln)
1 kleine Zwiebel (schälen, vierteln)
100 g Spinat (waschen)
1 Fenchel (waschen, vierteln)
1 große Karotte (waschen, schaben, in Scheiben schneiden)
1 Bund Petersilie (waschen)
$^1/_2$ Zucchini (waschen, klein schneiden)
2 Eßlöffel Leinöl

Gurke-Sellerie-Saft: der Spüler und Entschlacker
$^1/_2$ grüne Salatgurke (schälen, in Stückchen schneiden)
1 Staudensellerie (waschen, klein schneiden)

Die Gemüsebrühe: das tägliche »Abendessen«
Die Gemüsebrühe können Sie auf Vorrat kochen aus allen Sorten Gemüse, die Ihnen zusagen. Das Gemüse wird gewaschen, geschält, Samen entfernt und kleingeschnit-

ten. Einen großen Topf mit Gemüse füllen und soviel Wasser hinzugeben, daß das Gemüse drei Finger hoch bedeckt ist. Aufkochen lassen und dann eine halbe Stunde bei niedriger Hitze weiterköcheln. Dann die Herdplatte abstellen und alles noch gute 20 Minuten ziehen lassen. Abseihen und für die Fastentage in Ihren Kühlschrank stellen. Von dieser Brühe kann jeden Abend eine Portion aufgewärmt werden.

Vorschlag für eine Gemüsebrühe mit vielen guten Zutaten:

2 große Brokkoli (waschen, schneiden)
$^1/_2$ Blumenkohl (waschen, schneiden)
2 große Kartoffeln (schälen, vierteln)
2 große Rote Bete (schälen, klein schneiden)
8 große Karotten (waschen, schaben, in Scheiben schneiden)
1 großer Staudensellerie (waschen, schneiden)
3 mittlere Zwiebeln (schälen, schneiden)
5 Knoblauchzehen (schälen)
Kräuter nach Belieben

An heißen Tagen ist es vielen Energie-Fastern lieber, einen frischen Gemüsesaft zu trinken statt der Brühe. Alles ist erlaubt, wonach Ihr Körper und Ihre Seele verlangt. Da die Brühe etwas weniger Geschmack hat als die Gemüsesäfte, bevorzugen viele Energie-Faster die Säfte auch an kälteren Tagen und trinken lieber nach einer Stunde einen warmen Kräutertee.

Vorschläge für das tägliche Saftmenü

Alle Säfte können als Mono-Säfte, das heißt nur aus einer Frucht- oder Obstsorte bestehend, getrunken werden. Manche Ernährungswissenschaftler befürworten den getrennten Genuß der einzelnen Sorten und empfehlen eine Verdauungspause von 20 bis 30 Minuten zwischen den einzelnen Sorten.

Beim Energie-Fasten soll jedoch in kurzer Zeit ein möglichst großer Effekt erzielt werden, und deshalb wurden die wertvollsten Sorten miteinander kombiniert. Eine umfassende Versorgung und Entgiftung kann so in der kurzen Zeit bewirkt werden. Da manche Säfte aus nur einer Sorte eine große Wirkung haben, wurden sie im Rezeptteil als reine Säfte aufgenommen. Es spricht jedoch nichts dagegen, reine Säfte aus anderen Früchten oder Gemüsen herzustellen, wenn Sie sie mögen. Falls möglich, sollten Sie zwischen den einzelnen Saftmahlzeiten, auch den Zwischenmahlzeiten, mindestens eine halbe Stunde, besser noch eine Stunde, Pause einlegen. Dadurch wird gewährleistet, daß der vorher genossene Saft vollständig vom Körper absorbiert wird.

Morgens

Sind Sie erfahrungsgemäß morgens besonders hungrig, so können Sie den *Frühstücksdrink mit Fruchtfleisch* wählen. Eine Saftmischung aus besonders Vitamin-C-reichen Fruchtsorten wirkt als wahrer Muntermacher. Eine *Mischung aus Orangen und Grapefruits* mit rosa Fruchtfleisch weckt alle Lebenskräfte, kurbelt den Kreislauf an und bringt den nötigen Schwung. Der *Ananas-Mango-Pfirsich-Orangen-Saft* ist ebenfalls ein guter Aufwecker.

Zwischendurch

Wassermelonen-Drink. Da die Wassermelone, ähnlich wie die Gurke, den Körper sehr gut durchspült, werden Blase und Niere besonders gereinigt und entgiftet. Zusätzlich leistet Wassermelone noch einen wertvollen Dienst: Melonen tragen dazu bei, den Anteil an Basen im Körper zu erhöhen. Dies ist besonders wichtig, da der Körper während des Fastens schädliche Säuren und säuerliche Giftstoffe ausscheidet. Der basische Melonensaft reguliert eine mögliche Übersäuerung. Die Übersäuerung des Körpers ist hauptsächlich auf falsche Alltagsernährung zurückzuführen. Der Melonendrink ist fast ein Muß am Vormittag.

Der *Apfel-Birnen-Saft* bringt die Entgiftung zusätzlich in Gang.

Der *Gurken-Sellerie-Saft* unterstützt die Selbstreinigung des Körpers.

Mittags

Ein kräftiger, großer Gemüsesaft wirkt reinigend und nährend auf Ihren gesamten Organismus. Vorhandene Mangelerscheinungen werden ausgeglichen. Welchen Gemüsesaft Sie wählen, hängt davon ab, welche akuten Beschwerden oder Mangelerscheinungen Sie haben. (Es können anhand der Tabelle über die Wirkweise der Gemüsesorten auch eigene Kreationen gegen diese individuellen Beschwerden zusammengestellt werden.)

Der *Power-Gemüse-Saft* ist sinnvoll, wenn Sie in letzter Zeit sehr nervös, unkonzentriert und gereizt waren.

Mit dem *Tomaten-Gemüse-Saft* kann das Blut verbessert werden, einschließlich der Sauerstoffversorgung Ihres Körpers. Waren Sie vor dem Energie-Fasten schlapp, abgeschlagen und energielos? Dann ist dieser Saft vermutlich genau der richtige Aufbaudrink. Wer Probleme mit den Augen hat, schlechte Haut oder gereizte Schleimhäute, kann sich mit dem *grünen Gemüse-Saft* etwas Gutes tun.

Zwischendurch

Der *Traubensaft* kann im Prinzip zu jeder Zwischenmahlzeit gewählt werden, da er für die Aktivierung der Selbstheilungskräfte immer angebracht ist.

Der *Mango-Kiwi-Saft* darf als Reiniger gut am Nachmittag genommen werden.

Alle Säfte mit *Ananas, Erdbeeren und Orangen* wecken am Nachmittag erneut alle Lebensgeister. Sie bieten eine hilfreiche Unterstützung vor Beginn Ihrer Meditations-, Körper- oder Visualisierungsübungen.

Abends

Zu empfehlen ist eine große Portion der vorbereiteten *Gemüsebrühe.* Wer an heißen Tagen keine Gemüsebrühe mag, kann sich einen großen *Gemüse-Cocktail* aus allen verfügbaren Gemüsesorten herstellen oder erneut einen der vorgeschlagenen Gemüsesäfte trinken.

Nachtisch

Vor dem Schlafgehen sollten Sie möglichst keinen Wassermelonen-Drink mehr zu sich nehmen. Die stark spü-
lende Wirkung könnte Sie sonst auf der Toilette fest- und
vom Bett fernhalten.

Wer abends noch etwas Süßes braucht, kann sich einen
Pfirsich-Saft oder einen *Mango-Pfirsich-Saft* gönnen. Die Inhaltsstoffe helfen den Zellen zur Reinigung und verbes-
sern über Nacht die Haut.

Auch ein *Kiwi-Erdbeer-Papaya* oder ein *Birnen-Himbeer-Pa-
paya-Pfirsich-Saft* ist ein schöner Nachtisch.

Traubensaft eignet sich ebenfalls gut als Drink vor dem
Schlafengehen. So wird Ihr Körper über Nacht bei seinen Aufräum- und Reparaturarbeiten unterstützt.

Wirkweisen der einzelnen Säfte

Die Gemüse- oder Fruchtarten werden mit ihren Bestand-
teilen und Wirkungsweisen vorgestellt. Jede Sorte kann
auch als Saft benutzt werden, außer den Pfefferschoten
und der Paprika. Viele Energie-Faster stellen sich anhand
dieser Tabelle ihre Kombinationen selbst zusammen, entsprechend dem gewünschten Ergebnis. Falls während des
Saft-Fastens einzelne, leichte Beschwerden auftreten,
kann aus dieser Tabelle ein geeignetes Gegenmittel ent-
nommen werden. Viele mögliche Beschwerden wie Kopfschmerzen, leichter Schwindel oder Schlappheitsgefühle
sind auf den Entgiftungsprozeß zurückzuführen.

Während die Gifte unseren Körper verlassen, bewirken
sie noch einmal das Unwohlsein, das sie nach dem Ein-
tritt in den Körper ausgelöst hatten.

Mit dem Vermerk »Hauptbestandteil« sind in der folgenden Übersicht die Obst- und Gemüsesorten ausgewiesen, welche täglich den größten Anteil der Säfte ausmachen sollten. Im Rezeptteil finden Sie Beispiele, wie man diese Hauptbestandteile miteinander kombinieren könnte. Jede andere Verbindung ist je nach Geschmack möglich.

Die sogenannten »Zusätze« sollten wirklich nur in kleineren Mengen als Zusatz zu verschiedenen Saftkombinationen verwendet werden. Zum einen wären diese Zusätze als alleiniger Saftlieferant geschmacklich nicht erträglich, zum anderen würden sie einen zu hohen Anteil an fettlöslichen Vitaminen bedeuten. Fettlösliche Vitamine können in der Leber einige Wochen gespeichert werden. Eine Überdosierung könnte zu Unwohlsein bis hin zu Vergiftungserscheinungen führen.

Ananas

Hauptbestandteil

Ananas sollte möglichst jeden Tag auf dem Menüplan des Saft-Fastens stehen. Die Enzyme dieser Tropenfrucht reinigen den Körper von übermäßig genossenen Fetten und deren Rückständen. Durch den Fruchtzucker bekommen Sie genügend Energie, um sich gut zu fühlen. Die Ananas sollte unbedingt reif sein.

Wichtige Inhaltsstoffe: Reich an Vitaminen, vor allem Vitamin C, und Mineralien (unter anderem Kalium, Magnesium), hoher Fruchtzuckeranteil (= Energie), eiweißspaltendes Enzym, fettverbrennendes Enzym.

Wirkweise: Durch ein spezifisches Enzym führt Ananassaft zur Verbrennung überschüssigen Fettes im Körper und reguliert den Blutfettspiegel entsprechend.

Rückstände von übermäßigem Fettgenuß werden ausgeschieden.
Vitamin C und der Fruchtzucker machen wach und
energiegeladen.

Apfel
Hauptbestandteil
Nicht umsonst sagt ein englisches Sprichwort: »An apple
a day keeps the doctor away«. Der Apfel besitzt eine um-
fassende Reinigungskraft und sollte jeden Tag zu den
Hauptbestandteilen des Saftfastens gehören.
Wichtige Inhaltsstoffe: Pektin, Vitamin E, Kalium. Phos-
phor, Fluor.
Wirkweise: Durch das im Apfel enthaltene Pektin werden
Bakterien im Darm inaktiviert und können ausgespült
werden.
Giftstoffe werden aus dem gesamten Darmbereich ent-
fernt und ausgespült.
Reguliert sowohl Durchfall als auch Verstopfungen.
Entzündungshemmend.

Birnen
Hauptbestandteil
Wichtige Inhaltsstoffe: Vitamin A und E, Kalium, Phosphor,
Fluor.
Wirkweise: Verbessert den allgemeinen Stoffwechsel. Os-
motischer Druck in den Zellen wird reguliert.
Haut- und Drüsenfunktionen werden verbessert.
Zähne und Knochen werden mit kräftigendem Phosphor
versorgt.

Blumenkohl

(Und andere nicht grüne Kohlsorten)

Wichtige Inhaltsstoffe: Vitamin C, Vitamin K, Kalium, Phosphor.

Wirkweise: Reguliert die Blutgerinnung, Blutbildung (rote Blutkörperchen).

Zellwandaufbau, reguliert osmotischen Druck in den Zellen.

Verbessert Energietransport.

Verbessert Hirn- und Nervenfunktion.

Entgiftet Darmflora.

Brokkoli

(Und andere grüne Kohlsorten)

Hauptbestandteil

Wichtige Inhaltsstoffe: Vitamin A und C (sehr hoher Anteil), Vitamin B_1 und B_2, Niacin, Magnesium, Kalium, Kalzium, besonders hoher Phosphoranteil, Eisen.

Wirkweise: Stärkt Abwehrkräfte.

Verbessert Sehvermögen.

Normalisierung der Cholesterinwerte.

Verbessert Funktion der Nerven.

Regulierung der Blutgerinnung.

Reguliert den osmotischen Druck in den Zellen.

Reguliert den allgemeinen Wasserhaushalt des Körpers.

Sauerstoffaustausch und Transport wird verbessert.

Kräftigt Knochen und Zähne.

Brennessel und Löwenzahn

Die jungen Blätter verwenden.
Wichtige Inhaltsstoffe: Kalium, Kalzium, Phosphor.
Wirkweise: Blutbildend, blutreinigend, rote Blutkörperchen.
Stärkt Immunsystem. Verbessert Energietransport.
Verbessert Hautleiden, Rheuma, Gicht.

Brunnenkresse

Nicht für Schwangere geeignet!
Wichtige Inhaltsstoffe: Vitamin A (sehr hoher Anteil), Vitamin C, Eisen, Kalium, Kalzium, Phosphor, Magnesium.
Wirkweise: Verbessert Hautleiden und Sehvermögen.
Regt die Nierentätigkeit an.
Reguliert den allgemeinen Stoffwechsel, die Drüsen- und Nervenfunktionen.
Stärkt die Abwehrkräfte und den Knochenbau.

Erdbeeren

Hauptbestandteil
Wichtige Inhaltsstoffe: Vitamin A, C, E und B, Kalium, Kalzium, Phosphor, Magnesium, Eisen, Fluor, reich an Fruchtsäuren. Vorsicht bei empfindlichem Magen oder Darm!
Wirkweise: Kräftigend, gegen jede Form der körperlichen Schwäche oder Ermüdung, stärkt Immunsystem.
Verbessert alle Stoffwechselfunktionen, auch den Zellstoffwechsel.

Fenchel

Unbedingt das wertvolle Kraut mitverwenden!

Wichtige Inhaltsstoffe: Vitamin A (sehr hoher Anteil), Vitamin C und E, Kalium, Kalzium, Phosphor, Eisen.

Wirkweise: Stark entblähend, beruhigend.

Verbessert den Sauerstoffaustausch und Transport.

Haut und Augen werden verbessert.

Stoffwechsel- und Zellstoffwechselfunktionen werden reguliert.

Blutreinigend und blutbildend, besonders rote Blutkörperchen werden aufgebaut.

Grapefruit

Als großer Vitamin-C-Lieferant sollte Grapefruit- und/oder Orangensaft möglichst täglich genossen werden, auch nach dem Energie-Fasten. Grapefruitsaft sollte immer frisch gepreßt sein, da das Vitamin C unter Licht- und Sauerstoffeinfluß nach einer Stunde zerfällt und damit inaktiv ist. Gerade Streß erhöht den Bedarf an Vitamin C teilweise auf das Zehnfache!

Wichtige Inhaltsstoffe: Vitamin C, kleinerer Anteil an Vitamin A, B_1, B_2, Niacin, Kalium, Phosphor, Fluor.

Wirkweise: Anregend auf den Zellstoffwechsel.

Blutbildend.

Stärkung des Immunsystems.

Stärkt Knochen und Zähne.

Gurke

Wichtige Inhaltsstoffe: Kleinere Mengen an Vitamin A und B, Kalium, Phosphor, Magnesium, Eisen.

Wirkweise: Gurke wirkt erfrischend auf die Haut und das Gewebe.

Der osmotische Druck wird reguliert.

Spülend, giftige wasserlösliche Substanzen werden ausgeschwemmt.

Heidelbeeren

Wichtige Inhaltsstoffe: Gerbstoffe und antiseptischer schwarzer Farbstoff, Vitamin A und B, Kalzium, Phosphor, Eisen.

Wirkweise: Hilfreich gegen Durchfall, Darmbakterien hemmend, darmreinigend.

Verbessert Haut und Augen.

Günstig für Zellstoffwechsel.

Himbeeren

Wichtige Inhaltsstoffe: Kleinere Mengen von Vitamin A und C, Kalium, Kalzium, Phosphor und Eisen (hoher Anteil).

Wirkweise: Blutreinigend, blutbildend (rote Blutkörperchen).

Der Sauerstoffaustausch und Transport wird verbessert.

Kräftigt Knochen und Zähne.

Hirn- und Nervenfunktionen werden verbessert.

Holunderbeeren

Falls Sie über einen kleinen Vorrat an selbstgemachtem Holunderbeersaft verfügen, kann dieser sehr gut zum Saft-Fasten mit herangezogen werden. Ungezuckerten und unbehandelten Holunderbeersaft kann man auch in Reformhäusern oder Bioläden kaufen.

Wichtige Inhaltsstoffe: Vitamin A (sehr hoher Anteil), Vitamin C, B_1, B_2, Niacin, Kalium, Phosphor, Eisen.
Wirkweise: Blutreinigend, blutbildend.
Gegen Rheuma, Ischias, Neuralgien; verbessert die Nervenfunktionen, stärkt die Knochen.
Stärkt Immunsystem, hilfreich bei Erkältungen.

Karotten

Wichtige Inhaltsstoffe: Spitzenreiter im Anteil des Vitamins A (neben Petersilie), Vitamin E, B_1, B_2, Niacin, Kalium, Phosphor, Magnesium, Eisen, Fluor.
Wirkweise: Verbessert und schützt Haut, Augen, Schleimhäute (auch Atemwegsschleimhäute).
Stärkt Abwehrkräfte, besonders gegen Infektionen.
Verdauungsfördernd.
Reguliert osmotischen Druck, Leitfähigkeit der Nerven, Energietransport.

Kartoffeln

Wichtige Inhaltsstoffe: Vitamin B und C, Kalium (hoher Anteil), Magnesium, Phosphor, Eisen.
Wirkweise: Nervennahrung. Gleicht Mängel im Kohlenhydratstoffwechsel aus. Störungen entstehen oft durch Auszugsmehl (weißes Mehl) und Industriezucker (entzieht Vitamin B).
Regulierung des osmotischen Druckverhältnisses in den Zellen.
Verbessert Nervenfunktionen, Zellstoffwechsel, Hormonprozesse, Enzymausnutzung.
Krampflösend.

Verbessert Cholesterinspiegel.
Stärkt Knochenbau und härtet Zahnschmelz.
Verbessert Blutgerinnung, blutbildend.

Kiwis

Wichtige Inhaltsstoffe: Vitamin C (hoher Anteil), Vitamin B, Kalium, Kalzium, Phosphor, Magnesium. Enzym zum Abbau von Eiweiß und Eiweißrückständen.
Wirkweise: Verbrennt überschüssiges Eiweiß. Da dieses zum Teil in der Leber zwischengelagert wird, entlastet eine Verbrennung dieser Lagerbestände die Leber.
Übermäßiger Genuß von Eiweiß führt zur Verbrennung von Eiweiß im Körper. Dieser Vorgang kann giftige Rückstände bilden, die sich vorzugsweise in den Gelenken ablagern. Das Enzym in den Kiwis kann helfen, diese Rückstände abzubauen.
Stärkt Immunsystem.
Regt Kreislauf und Stoffwechsel an.
Entkrampfend, verbessert Knochen- und Zahnaufbau.

Knoblauch

Zusatz
Wichtige Inhaltsstoffe: Salicylsäure.
Wirkweise: Reinigt die Adern und macht sie geschmeidig.
Stärkt Abwehrkräfte.
Hilft bei bakteriellen Infektionskrankheiten, entzündungshemmend, schmerzlindernd, fiebersenkend.
Verdauungsfördernd, entblähend.
Knoblauchsaft wird in vielen Kulturen fast als Allheilmittel verwendet. Selbst zur Behandlung von Wunden, Son-

nenbränden oder Gelenkschmerzen wird diese Knolle als Breiauflage herangezogen.

Der einzige Nachteil von Knoblauch ist, neben seinem strengen Geruch, daß der Saft appetitanregend ist.

Leinsamenöl
Zusatz
Wichtige Inhaltsstoffe: Als kaltgepreßtes hochwertiges Öl: ungesättigte Fettsäuren (Vitamin F), Vitamin E (fettlöslich).
Wirkweise: Schonende Darmreinigung, leicht abführend. Hilft die fettlöslichen Vitamine aufzuschließen. Verbesserung der Stoffwechselfunktionen. Verbessert die Hautstruktur (Vitamin E). Unterstützt Drüsenfunktionen (Vitamin E). Reinigung der Arterien (gegen Verkalkung).

Mangos
Hauptbestandteil
Mangos sind nicht nur reich an Vitaminen und Mineralstoffen, sondern liefern auch ein Enzym, das als Katalysator hilft, Eiweiß abzubauen. Um den Körper von den Folgen des in der Regel übermäßigen Eiweißkonsums zu befreien, ist Mangosaft ein wirksames Reinigungsmittel und sollte zum täglichen Säftemenü gehören.
Wichtige Inhaltsstoffe: Vitamin A und C, Kalium, Phosphor. Enzym, welches den Abbau von überschüssigem Eiweiß und dessen Rückständen fördert.
Wirkweise: Entlastet die Leber, als Zwischenspeicher von überschüssigem Eiweiß.

Entgiftet den Körper, vor allem die Gelenke, von Rückständen der Eiweißverbrennung.
Haut und Augen werden verbessert.

Orangen
Hauptbestandteil
Als großer Vitamin-C-Lieferant sollte Orangensaft möglichst täglich genossen werden, auch nach dem Energie-Fasten. Orangensaft sollte immer frisch gepreßt werden, da das Vitamin C unter Licht- und Sauerstoffeinfluß nach einer Stunde zerfällt und damit inaktiv ist. Gerade Streß erhöht den Bedarf an Vitamin C teilweise bis auf das Zehnfache!
Wichtige Inhaltsstoffe: Vitamin A, B und C, Kalium, Kalzium, Phosphor, Magnesium, Fluor, Eisen.
Wirkweise: Anregend auf den Zellstoffwechsel, den allgemeinen Stoffwechsel.
Blutbildend und blutreinigend.
Stärkung des Immunsystems.
Verbesserung sämtlicher Körperfunktionen, da Orangen eine umfassende Mineral- und Vitaminzufuhr bedeuten.

Papayas
Hauptbestandteil
Papayas haben eine ähnliche Wirkung wie Mangos. Geschmacklich passen Papayas gut in Gemüsesäfte. Als Bestandteil des Mittagsdrinks bieten sich diese Tropenfrüchte geradezu an.
Wichtige Inhaltsstoffe: Hoher Anteil an Vitamin A und C, Vitamin B, Kalium, Kalzium, Phosphor, Magnesium, Ei-

sen. Enzym, welches den Abbau von überschüssigem Eiweiß und dessen Rückständen fördert.

Wirkweise: Stärkt das Immunsystem, reguliert den gesamten Stoffwechsel. Entlastet die Leber, als Zwischenspeicher von überschüssigem Eiweiß.

Entgiftet den Körper, vor allem die Gelenke, von Rückständen der Eiweißverbrennung.

Paprika (grüne, gelbe)

Zusatz

Wichtige Inhaltsstoffe: Besonders hoher Anteil an Vitamin A und C, Vitamin B, Kalium, Phosphor, Magnesium, Eisen.

Wirkweise: Stärkt das Immunsystem.

Verbessert das Sehvermögen.

Reinigt und reguliert die Schleimhäute.

Verbessert die Atemfunktionen.

Verbessert das Blutbild und das osmotische Druckverhältnis in den Zellen und im Gewebe.

Petersilie

Zusatz

Wichtige Inhaltsstoffe: Höchster Anteil an Vitamin A und C, hoher Anteil an Vitamin B, Folsäure, Salicylsäure, höchste Eisenwerte, hohe Werte an Kalium, Kalzium, Phosphor.

Wirkweise: Entkrampfend, entzündungshemmend.

Blutbildend (rote Blutkörperchen), blutreinigend.

Verbesserung der Sauerstoffverwertung.

Fördert den Zellstoffwechsel, Entschlackung der Zellen.

Harntreibend.
Kräftigt Abwehrkräfte.
Verbessert Nerven- und Gehirnfunktionen.
Verbessert Augen, Sehvermögen, Haut, Schleimhäute.

Pfefferminzblätter
Zusatz
Wichtige Inhaltsstoffe: Menthol (ätherisches Öl).
Wirkweise: Desinfiziert den Darm, auch bei Entzündungen, krampflösend in den Verdauungsorganen, entblähend.
Normalisiert Magenübersäuerung, lindert Magenschmerzen.
Nach Pfarrer Kneipp: anregend auf Abfluß und Bildung der Galle.
Wirksam gegen Übelkeit und Erbrechen.
Hilfreich bei Erkältungen.

Pfirsiche
Wichtige Inhaltsstoffe: Vitamin A, B und E, Kalium, Phosphor, Eisen.
Wirkweise: Verbessert Haut, Augen und Schleimhäute.
Blutbildend.
Verbessert alle Leitfunktionen des Stoffwechsels (Nerven, Zellen, Energietransport).

Rote Bete
Wichtige Inhaltsstoffe: Kalium, Phosphor, Eisen, Salicylsäure.

Wirkweise: Blutbildend und blutreinigend.
Reguliert den osmotischen Druck in den Zellen.
Verbessert Hirn- und Nervenfunktionen.
Entzündungshemmend, schmerzlindernd, fiebersenkend.

Staudensellerie
Zusatz
Wichtige Inhaltsstoffe: Kalium, Natrium, Kalzium, Phosphor, Magnesium, Eisen.
Wirkweise: Staudensellerie ist eine geballte Mineralstoffladung. Daher werden alle Stoffwechselfunktionen und die Leitfähigkeit (Nervenimpulse, Sauerstoff) verbessert.
Entwässerung, Entschlackung.
Hilfreich bei Nieren- und Blasenleiden.

Spinat
(und andere grüne Blattgemüse-Sorten)
Wichtige Inhaltsstoffe: Sehr hoher Anteil an Vitamin A; Vitamin B, C und E, Vitamin K, Folsäure, Nikotinsäure, Mangan, Eisen, Magnesium, Kalium, Kalzium, Phosphor, Fluor, Jod.
Wirkweise: Blutbildend (rote Blutkörperchen), blutreinigend.
Stärkt die Abwehrkräfte, verbesserter Sauerstoffaustausch, regt den Zellstoffwechsel an.
Entgiftend für Leber und Lymphe.
Nervennahrung, Augenschutz.
Nikotinsäure wirkt sich günstig auf Entzündungen im Magen-Darm-Trakt aus.

Verbessert die Hautstruktur, auch die Schleimhäute.
Verbessert die Leitfähigkeit der Nerven und den Energietransport.
Enzym- und Hormonprozesse werden reguliert.

Tomaten

Wichtige Inhaltsstoffe: Vitamin A, B und C, Nikotinsäure, Vitamin K, Kalium, Phosphor, Magnesium, Eisen, Fluor, Folsäure, Jod.
Wirkweise: Stärkt die Abwehrkräfte.
Nervennahrung und Augenschutz.
Nikotinsäure wirkt sich günstig auf Entzündungen im Magen-Darm-Trakt aus.
Verbessert die Hautstruktur.
Reguliert Blutgerinnung (Vitamin K).
Reguliert den osmotischen Druck in den Zellen.
Krampflösend, Normalisierung der Cholesterinwerte.

Wassermelone

Hauptbestandteil
Wichtige Inhaltsstoffe: Mittlerer Anteil an Vitamin B, Kalium, Kalzium, Phosphor, Magnesium, Eisen.
Wirkweise: Die Wassermelone ist die Gurke der Früchte. Durch ihren hohen Wasseranteil, angereichert mit Mineralien, wirkt diese Frucht stark spülend. Daher reguliert die Melone gut den Wasserhaushalt des Körpers. In unserer »normalen« Alltagsnahrung sind viel zu viele Salze enthalten. Diese Salze stören den Wasserhaushalt des Körpers. An falschen Stellen wird Wasser im Körper gebunden und die Aktivität seiner Zellen und Organe gestört.

142

Die Wassermelone entgiftet alle wasserlöslichen Rückstände und schwemmt Salze, vor allem Kochsalz, aus dem
Körper. Ein leicht salziger Geschmack auf der Zunge,
nach Genuß dieses Saftes, zeigt den gesunden Spülvor-
gang.

Weintrauben

Hauptbestandteil
Wichtige Inhaltsstoffe: Mittlere Werte an Vitamin B, Kalium, Kalzium, Phosphor, Eisen, Fluor. Enzym zur Zuk-
kerverbrennung.
Wirkweise: Die Wirkung dieser Fruchtsorte ist hauptsächlich die Reinigung.
Weintrauben beinhalten ein Enzym, das die im Körper
angesammelten Zuckervorräte verbrennt. Hier ist der
überflüssige und schädliche Industriezucker gemeint,
der in vielen Speisen versteckt enthalten ist.
Weintrauben aktivieren die Verdauung im Darm und helfen, ihn zu reinigen.

Zitronen

Zitronen sollten nur verwendet werden, wenn Sie den
sauren Geschmack wirklich mögen. Ansonsten ist beim
Saft-Fasten der Genuß von Orangen und/oder den mil-
den Grapefruits mit rosa Fruchtfleisch ratsamer.
Wichtige Inhaltsstoffe: Vitamin C, Magnesium, Eisen, Fluor.
Wirkweise: Anregend auf den Zellstoffwechsel.
Blutbildend.
Stärkung des Immunsystems.

Zucchini

Wichtige Inhaltsstoffe: Vitamin A und B, Folsäure, Kalium, Kalzium, Phosphor, Eisen.
Wirkweise: Regulierend für den Stoffwechsel.
Verbessert Blutgerinnung, blutbildend.
Verbessert das Sehvermögen und die Funktionen der Schleimhäute.
Steigert Leistungsfähigkeit der Muskeln, Nerven und des Immunsystems.

Zwiebel

Zusatz
Wichtige Inhaltsstoffe: Vitamin A, B und E, Phosphor, Eisen, Fluor, Folsäure, Jod.
Wirkweise: Entblähung, Verdauungsförderung, Normalisierung der Darmflora, Hustenlöser, Schleimlöser bei Bronchitis.
Härtung des Zahnschmelzes, Knochenbau.
Regulierung des Hormonhaushaltes (Schilddrüse).
Unerwünschte Nebenwirkung beim Fasten: appetitanregend.

Der erste Tag: die Veränderung

Der erste Tag des Energie-Fastens bedeutet für jeden Neuland. Vielleicht sind Sie ein bißchen aufgeregt und gespannt, was in den nächsten Tagen an Erfahrungen und Erlebnissen auf Sie zukommt. Das ist auch völlig in Ordnung und gut so. Denn wer neugierig ist, wird Spaß an den neuen Erlebnissen haben.

Der erste Energie-Fasten-Tag bedeutet eine totale Veränderung Ihres gewohnten Lebens. Falls Sie noch nie gefastet haben, wird dieser Tag mit keinem Tag Ihres Lebens vergleichbar sein. Sie können gleich nach dem Erwachen mit einer schönen, belebenden Atemübung beginnen.

Die morgendliche Atemübung: Freude am Leben

Wann und wo Sie Ihre Atemübung machen, sollte sich vollständig nach Ihren Bedürfnissen richten. Manche Menschen ziehen es vor, morgens sofort aus dem Bett zu springen und zu duschen und können sich dann erst dem Tag widmen. Gestalten Sie alles nach Ihrem persönlichen Wohlbefinden. Andere empfinden es als angenehm, im Bett liegen zu bleiben, sich aufzusetzen und die Atemübung zu machen. Vielleicht gehören Sie auch zu den Menschen, die zuerst frühstücken müssen, beim Saft-Fasten also den dickflüssigen Frühstücksdrink mit Fruchtfleisch brauchen. Richten Sie sich ganz und gar nach Ihren Vorlieben. Dies ist schließlich der Beginn Ihrer persönlichen Auszeit! Ob nun im Bett, nach dem Duschen oder dem Saftfrühstück, die Atemübung kann zum Ritual der Begrüßung des neuen Tages gemacht werden.

Vorschlag für eine Atemübung

Legen oder setzen Sie sich ganz bequem hin. Bauch und Beine sollten nicht abgeklemmt, also in einem scharfen Winkel, sein. Sehr hilfreich ist bei dieser Übung ein geöffnetes Fenster.

Legen Sie die Arme neben sich, Handflächen nach oben, die Beine sollten auch flach und ausgestreckt liegen. Arme und Beine sollten weder den Körper noch sich untereinander berühren.

Schließen Sie nun die Augen und atmen Sie jetzt ganz tief ein. Genießen Sie die frische Luft, die bis in den kleinsten Winkel Ihres Körpers vordringt.

Halten Sie ungefähr zwei Sekunden den Atem, bevor Sie wieder ausatmen.

Atmen Sie ebenso tief und genüßlich aus und freuen Sie sich, daß sie alles angesammelte Gift jetzt ausatmen dürfen.

Fahren Sie mit diesem tiefen und langsamen Atmen fort. Bitte nicht zu schnell oder hektisch atmen. Ganz langsam, genußvoll und tief.

Atmen Sie immer mit der gleichen Stärke aus, mit der Sie auch eingeatmet haben.

Sagen Sie sich bei jedem Atemzug: Ich freue mich diesen neuen Tag erleben zu dürfen. Ich bin froh und dankbar zu leben. Ich nehme am Rhythmus der Natur teil, aufnehmen und abgeben.

Fühlen Sie sich nach zehn oder fünfzehn Minuten entspannt und voller Kraft und Tatendrang, dann schließen Sie die Atemübung ab, indem Sie Ihre Hände zu Fäusten ballen, bevor Sie die Augen öffnen. Räkeln Sie sich ein bißchen und klatschen Sie dann vor Ihren noch immer geschlossenen Augen in die Hände.

Die Augen öffnen und der Tag kann beginnen.

Bei längeren Fastenkuren wird am ersten Tag immer eine Darmreinigung mit Glaubersalz oder ähnlichen natürlichen Abführmitteln vorgenommen. Bei unserer Kurzkur müssen Sie selbst entscheiden, ob Sie die Entgiftung noch zusätzlich unterstützen wollen, indem Sie Ihren Darm einmal leermachen und von allen Schlacken befreien. Empfehlenswert wäre es schon. Nehmen Sie 40 Gramm Glaubersalz – das bekommt man in allen Apotheken –, und lösen es in einem halben Liter lauwarmen Wassers auf. Die Lösung sollten Sie innerhalb einer Viertelstunde schlückchenweise trinken. Nach der Einnahme von Glaubersalz sollten Sie sich an diesem Tag nicht allzu lange aus Ihrem Haus entfernen, bleiben Sie lieber immer in der Nähe Ihrer Toilette. Doch vermutlich hatten Sie ohnehin vor, mit sich allein zu sein, denn dies ist Ihre Auszeit. Falls der Geschmack des Glaubersalzes Ihnen zu schaffen macht, können Sie etwas Fruchtsaft hinzufügen.

Bereiten Sie Ihre Säfte immer frisch zu. Wer morgens alle Säfte herstellt, die er tagsüber trinken möchte, bringt sich um die Wirksamkeit dieser Naturextrakte! Viele Substanzen verlieren unter Licht- und Sauerstoffeinfluß schnell ihre Wirksamkeit.

Trinken Sie viel. Mineralwasser, Kräutertees. Der Vormittagsdrink, als zweites Frühstück, hilft Ihnen über Hungergefühle hinweg.

Die Meditationsübung: Loslassen, Freiheit spüren

Die Meditationsübung ist das erste Abenteuer dieses Tages. Sie wählen den Zeitpunkt dafür selbst. Ob zur Mittagszeit oder am Nachmittag, bleibt Ihnen überlassen. Falls Sie bereits Erfahrungen mit Meditationen gemacht haben, können Sie selbstverständlich Ihre Lieblingsmeditation anwenden und sich dadurch vollständig entspannen und Energie tanken. Für alle, die sich mit dem Meditieren nicht auskennen, gibt es für jeden Tag einen praktischen Vorschlag.

Meditationsübung: Alles zieht vorbei wie Wolken

Setzen Sie sich mit ganz geradem Rücken hin. Eine gute Position ist auf dem Bett oder Sofa, wo man eine Wand im Rücken hat. Sie können aber auch »freischwebend« ohne zusätzlichen Halt im Raum sitzen.

Der Schneidersitz, mit untergeschlagenen Unterschenkeln, kommt für Ungeübte dem bekannten Lotussitz am nächsten. Setzen Sie sich im Schneidersitz hin. Wem dies Mühe bereitet, kann sich auf einen Stuhl setzen und die Füße etwas voneinander entfernt fest auf dem Boden abstellen.

Drehen Sie die Handflächen nach oben und berühren Sie mit der Kuppe des Daumens die Kuppe des Zeigefingers. Die gerade Sitzposition behalten Sie streng während der ganzen Meditation bei. Wackeln Sie nicht und setzen Sie sich nicht zwischendurch anders hin. Sie sehen, daß es wichtig ist, vor Beginn eine Position herauszufinden, die man gut für mindestens eine halbe Stunde beibehalten kann.

Schließen Sie die Augen und atmen Sie wie am Morgen tief ein und aus.

Bitte halten Sie nach dem Einatmen zwei Sekunden inne und ebenfalls nach dem Ausatmen.

Sagen Sie sich: »Ich bin ganz entspannt und ruhig.« – »Mein gesamter Organismus arbeitet ruhig, entspannt und regelmäßig.« Alle aufkommenden Gedanken, Bilder oder inneren Eindrücke lassen Sie vorbeiziehen. Halten Sie nichts fest! Kein wichtiger Gedanke wird Ihnen verloren gehen. Es ist nicht die Zeit für Konzentration, sondern es ist die Zeit des Loslassens, des Entleerens von Geist und Seele.

Wenn es für Sie hilfreich ist, können Sie sich den Himmel vorstellen, an dem Wolken vorbeiziehen, langsam, ohne anzuhalten und ohne erkennbares Ziel.

Seien Sie ganz im Hier und Jetzt, ohne Absicht und ohne Wünsche. Der Hintergrund von Meditationen ist das bewußte Nichtstun.

Fühlen Sie sich ganz entleert, haben also Gedanken oder Bilder aufgehört vor Ihrem inneren Auge zu erscheinen, dann sind Sie einen ersten großen Schritt mit der seelischen Entgiftung weitergekommen.

Die Dauer einer Meditation ist unterschiedlich. In der Regel kann sie zwischen zwanzig Minuten und einer halben Stunde dauern. Manche Menschen meditieren jedoch auch über eine Stunde. Sie werden ganz von selbst merken, wann Sie die Meditation beenden. Interessanterweise wird diese Meditationsdauer in der Folge fast immer gleich bleiben. Jeder Mensch scheint ein individuelles Zeitmaß für die Dauer einer Meditation in sich zu spüren.

Wollen Sie die Meditation beenden, dann heben Sie

beide Hände in Gesichtshöhe und legen die Handflächen aufeinander. Beugen Sie sich leicht nach vorne, wie eine kleine Verbeugung. Danken Sie für diese Ruhepause.

Danach klatschen Sie laut und kräftig in die Hände. Das ersetzt den Gong der buddhistischen Klöster!

Jetzt aufstehen und sich strecken.

Sie sollten jetzt frisch und ausgeruht sein.

Oft wird nach der Meditation ein kleiner Spaziergang als besonders wohltuend empfunden. Werden Sie in jedem Fall nach der Meditation aktiv. Sie könnten sich aber auch einen weiteren Saft zubereiten.

Variante: Manche Menschen können besser meditieren, indem sie ihre Augen auf einen Fixpunkt richten. Probieren Sie es aus. Lassen Sie Ihre Augen unter keinen Umständen umherschweifen. Wenn Sie sich eine Vase als Fixpunkt ausgesucht haben, gucken Sie unablässig auf diese Vase, ohne die Umgebung oder andere Teile des Zimmers wahrzunehmen. Die Augen müssen ganz starr auf einen Punkt gerichtet sein.

Für Meditationen am Abend hat sich der Blick auf eine brennende Kerze bewährt.

Für Meditierende gibt es auch sogenannte Mandalas. Das sind Bilder, die als Fixpunkte dienen, und keinen konkret erkennbaren Inhalt haben. Sie sollen dem Bewußtsein helfen sich zu entspannen. Sofern Sie mögen, können Sie sich ein ansprechendes Mandala zulegen.

Körperliche Übungen: Entspannung

Die körperlichen Übungen dürfen unter keinen Umständen anstrengend sein. Sie sollen lediglich dazu dienen, Ihren Kreislauf ein wenig in Schwung zu bringen und die Sauerstoffzufuhr zu gewährleisten.

Leichte Yogaübungen, die Fünf Tibeter oder ein Spaziergang sind alles, was Ihr Körper während des Energie-Fastens verkraftet.

Anstrengungen oder gar Leistungen sind streng verboten.

Die körperliche Bewegung soll lediglich den Organismus zu mehr Reinigungsaktivität auffordern. Mehr nicht.

Körperpflege

Ein belebendes Kräuterbad am Nachmittag ist während des Energiefastens für Körper, Seele und Geist eine Wohltat. Wählen Sie Kräuter, die Sie mögen. Von vielen wird das Kräuterbad nach dem Bewegungsprogramm bevorzugt.

Die Kräuter sollen stets frisch aufgebrüht sein und abgesiebt dem Badewasser zugefügt werden. Auch ein Milchbad kann für besonders trockene Haut ein wahrer Jungbrunnen sein. Für ein Milchbad benötigen Sie drei bis vier Liter Milch, die einfach dem heißen Badewasser zugefügt werden.

Nach dem Bad sollten Sie das Eincremen nicht vergessen.

Vielleicht sind Sie nach dem Bad auch etwas erschöpft. Legen Sie sich hin, wann immer Sie sich danach fühlen. Jeder Regung Ihres Selbst sollten Sie nachgeben. Ihr höheres Selbst weiß, was für Sie gut ist, auch ohne erkennbare, logische Erklärungen. Während des Energie-Fastens ist Nachgiebigkeit gegenüber dem Selbst und Gehorsam gegenüber dem höheren Selbst eine erfolgversprechende Haltung.

Persönliche Rituale entwickeln

Jeder Bestandteil des Energie-Fastens ist dazu geeignet, zu einem Ritual entwickelt zu werden. Ob Sie das Zubereiten der Säfte mit einer besonderen inneren und/oder äußeren Haltung verbinden oder die Meditationen sorgsam vorbereiten, liegt bei Ihnen. Auch die Atemübung oder das Begrüßen des neuen Tages können zum Ritual erhoben werden. Rituale sollen unsere Sorgfalt, Behutsamkeit und Liebe gegenüber unserem Selbst fördern. Zugleich liegt Ritualen das Gefühl tiefer Dankbarkeit Gott gegenüber zugrunde.

Ein Beispiel, wie man individuelle Rituale entwickeln kann:

Vielleicht bereiten Sie Ihr Kräuterbad als eine rituelle Reinigungszeremonie vor.

Bedanken Sie sich, daß es diese Kräuter gibt, die Ihnen jetzt helfen werden, sich besser zu fühlen.

Legen Sie sorgsam ein frisches Handtuch an eine bestimmte Stelle.

Für die frische Wäsche und die Creme kann es innerhalb eines Rituals ebenfalls einen bestimmten Platz in Ihrem Bad geben.

Führen Sie alle Vorbereitungen mit Aufmerksamkeit und Bedacht durch. Denken Sie dabei an die japanische Teezeremonie. Die Gleichmäßigkeit der Handlungsabläufe soll hierbei die innere Haltung der Aufmerksamkeit und Dankbarkeit fördern. Ein mögliches Baderitual kann durch das Anzünden von Kerzen und/oder Räucherstäbchen ergänzt werden.

Versuchen Sie sich mit voller Aufmerksamkeit den Ablauf genau einzuprägen, um ihn auf dieselbe Weise am nächsten Tag wiederholen zu können.

Ein Ritual wird die gewünschte Wirkung nicht verfehlen, wenn Sie den einmal festgelegten Ablauf beibehalten.

Visualisierung: die Reise des Lebens

Die Methode des Visualisierens mag vielleicht keinen so hohen Bekanntheitsgrad haben wie andere geistige Techniken. Doch Sie werden erstaunt sein zu erfahren, daß die meisten Spitzensportler sich dieser Methode bedienen.

Es handelt sich um eine durchweg positive Konzentration auf positive Lebensziele.

So berichtete man von einem Sprinter, der zusätzlich zu seinem körperlichen Leistungstraining sich über Monate vorstellte, wie er eine bestimmte Sprintstrecke in einem der wichtigsten Wettkämpfe der Saison zurücklegen würde. Er schloß die Augen und lief im Geiste alle Kurven und jedes Detail genauestens ab. Am Ende seiner »Vision« durchlief er als erster das Ziel und genoß innerlich den Sieg. Er sah diese inneren Bilder von sich, wie er auf dem Siegerpodest stand und die Medaille entgegennahm. Er sah, wie er den Zuschauern zuwinkte und ihm Tränen der Freude über die Wangen liefen.

Vermutlich wird es Sie nicht weiter erstaunen, daß der Sprinter am Tag des Wettkampfes alles genau so in Realität erlebte. Diese Technik kennt man als positives Konditionieren. Vielleicht haben Sie selbst schon einmal beobachtet, wie manche Skiläufer vor der Abfahrt mit geschlossenen Augen dastehen und den Körper wiegen, als würden sie schon um die Stangen fahren. Genau das aber tun diese Sportler! Sie fahren die Strecke vor dem Start noch einmal vor ihrem geistigen Auge ab.

Im Zusammenhang mit dem Energie-Fasten soll diese Technik etwas erweitert angewandt werden. Natürlich können Sie später das Visualisieren auch so benutzen, wie es Spitzensportler tun, nämlich Ihren beruflichen Erfolg in Ihrem Unterbewußtsein »vorzuprogrammieren«. Doch zunächst sollten Sie sicher sein, daß das, was Sie tun, auch das ist, was Sie tun wollen.

Das Visualisieren am ersten Tag des Energie-Fastens sollte eine Bilanz Ihres bisherigen Lebens zum Ergebnis haben. Sie können innerlich noch einmal all die Stationen durchlaufen, die Sie bis zum jetzigen Tag Ihres Lebens dorthin geführt haben, wo Sie gerade sind.

Im Unterschied zur Meditation sollten Sie das Ziel Ihrer inneren Reise vorher festlegen und vor allem um die Führung durch Ihr höheres Selbst bitten.

Kein Lebensweg ist wirklich geradlinig. Viele Kurven, Schleifen und Ösen müssen wir durchlaufen, um die Lernprogramme zu erhalten, die unser höheres Selbst auf unserem jetzigen Lebensweg für notwendig hält.

Falls Sie von vornherein ein Gefühl der Unsicherheit beschleicht, bei dem Gedanken sich der Führung des höheren Selbst zu überlassen, bitten Sie Ihren Schutzengel um Hilfe und Beistand. Rufen Sie ihn herbei, bis Sie ihn vor

Ihrem inneren Auge sehen. Lassen Sie sich an die Hand nehmen und halten Sie während der ganzen Reise diesen Kontakt. So kann Ihnen nichts geschehen.

Eine Grundvoraussetzung für das Visualisieren ist strenge geistige Disziplin. Auf Ihrer inneren Reise dürfen nur ausschließlich positive Bilder, Gefühle, Visionen angestrebt werden.

Übung: Visualisieren: die Reise des Lebens

Begeben Sie sich in eine bequeme Position. Sie können sich hinlegen oder hinsetzen. Sie sollten locker und unverkrampft sein. Hände und Füße sollen etwas vom Körper abgespreizt sein, so daß Sie sich nicht selbst berühren.

Machen Sie einige Atemzüge, so wie Sie es von der Atemübung bereits kennen.

Sagen Sie sich: »Ich bin ruhig und entspannt. Ich bin zentriert und vertraue mich meinem höheren Selbst an.«

Am Anfang werden vermutlich nicht alle Ihrer fünf Sinne innere Eindrücke liefern. Nehmen Sie den Sinn an, der sich als erster meldet. Bei vielen Menschen kommen zuerst Bilder, bei anderen Geräusche oder Körpergefühle hoch.

Sobald Sie spüren, daß Ihr höheres Selbst präsent ist und auf Sie wartet, können Sie beginnen. Falls Sie die Reise mit einem Schutzengel machen, warten Sie auf den Augenblick, an dem der Engel Sie an der Hand nimmt.

Nun sagen Sie zu Ihrem höheren Selbst: »Ich möchte alle positiven wichtigen Stationen meines bisherigen Lebens noch einmal durchleben.« Diesen Satz können Sie zwar nach eigenem Geschmack formulieren, doch die einzelnen Wörter sollten, so wie angegeben, darin vorkommen. Es ist wichtig, daß Sie »meines bisherigen Lebens« sagen, damit Ihr höheres Selbst Sie genau versteht. Sagen Sie nur »Leben«, könnten künftige Ereignisse gleichfalls erscheinen. Sagen Sie »alle meine positiven wichtigen Stationen«, könnte Ihr Selbst auch Ihre Vorleben mit einbeziehen. Am ersten Tag des Visualisierens sollten Sie lediglich Ihr jetziges Leben, bis zur Gegenwart, betrachten, um Ihre inneren wahren Maßstäbe kennenzulernen.

Die innere Reise kann beginnen. Nehmen Sie alles, was Ihnen begegnet, aufmerksam auf. Es können zu Ihrem eigenen Erstaunen viele Dinge auftauchen, die Sie in Ihrem Bewußtsein nicht als wichtig eingestuft haben. Doch nun lernen Sie, was die wahren wichtigen Momente Ihres Lebens waren.

Versuchen Sie nicht einzugreifen, sondern überlassen Sie sich ganz der Führung Ihres höheren Selbst oder Ihres Schutzengels. Durchlaufen Sie die Stationen Ihres Lebens solange, bis Ihnen keine weiteren Eindrücke mehr übermittelt werden.

Falls Sie mit einem Schutzengel gereist sind, sehen Sie ihn jetzt vor oder neben sich stehen und warten.

Bedanken Sie sich bei Ihrem höheren Selbst oder dem Schutzengel für die Reise. Verabschieden Sie sich bis zum nächsten Tag.

Bei geschlossenen Augen in die Hände klatschen, dann die Augen öffnen und sich räkeln und strecken.

Tips

Merken Sie sich alles gut, was Sie auf Ihrer ersten Reise erlebt haben. Es wird sicher auch bei Ihrer inneren Reise viele erstaunliche Dinge geben, die Sie selbst bislang nicht für so wichtig gehalten haben.

Viele Energie-Faster schreiben ihre innere Reise sofort auf, weil sie diese Eindrücke nicht vergessen wollen. Das eigene Leben aus der Warte des höheren Selbst zu sehen, zeigt Ihnen die wahren übergeordneten Maßstäbe. Die Maßstäbe der äußeren Welt, der Gesellschaft, Ihrer Firma oder Ihrer Freunde verschwinden. Es erscheinen ausschließlich die wahren, wichtigen Dinge Ihres Lebens aus spiritueller Sicht. Falls Sie anfänglich Schwierigkeiten haben sollten, diese innere Reise zu starten, kann folgendes helfen: Nachdem Sie Ihr höheres Selbst oder Ihren Schutzengel herbeigerufen haben, stellen Sie sich vor, Sie wären noch im Babyalter. Konzentrieren Sie sich auf dieses Bild, das Sie vielleicht aus einem Familienfotoalbum kennen. Gucken Sie innerlich solange auf dieses Bild, bis es sich zu bewegen beginnt. Das Baby strampelt oder gähnt vielleicht. Konzentrieren Sie sich weiter, bis das Bild weiter läuft und Ihnen andere Stationen aus Ihrem Leben gezeigt werden.

Falls Ihr »Lebensfilm« zwischendurch anhalten sollte, sagen Sie noch einmal zu Ihrem höheren Selbst, es möge Ihnen »die positiven wichtigen Momente Ihres bisherigen Lebens zeigen«. Falls es immer noch nicht weitergeht, versuchen Sie es wieder mit einem Bild von sich selbst in der Altersphase, wo der innere Film anhielt.

•Die Affirmation: Schweben wie ein Vogel

Um Ihren Geist und Ihre Seele von all den Einschrän-
kungen Ihres alltäglichen Lebens zu befreien, können
Sie zur inneren Reinigung das Schweben wie ein Vogel
üben.

Diese innere Übung wird besonders gern im Bett kurz
vor dem Einschlafen durchgeführt. Es spricht jedoch
nichts dagegen, die Affirmation auch nachmittags oder
am Vormittag zu nutzen, sobald Sie sich wieder einmal zu
einer kleinen Ruhepause hingelegt haben.

Je nach Bedürfnis können Sie die Affirmation so oft benutzen, wie sie Ihnen guttut. Sie ist ein Vorgang innerer
Reinigung und Befreiung.

Legen Sie sich entspannt, bequem hin und schließen Sie
die Augen. Entspanntes Durchatmen hilft, um innerlich
zur Ruhe zu kommen.

Stellen Sie sich vor, Sie würden sich an einem beliebigen
Ort in die Luft begeben.

Im Geist können Sie fliegen.

Fliegen Sie so hoch Sie möchten und betrachten Sie die
Welt von oben.

Ist es nicht angenehm, in den warmen Lüften zu schweben, unerreichbar für alle Probleme da unten auf der
Erde? Schweben Sie so lange, wie es Ihnen Spaß macht.

Viele Menschen schlafen bei dieser Übung vor lauter
Entspannung ein. Auch das ist völlig in Ordnung.

Die Varianten
Für Ihre innere Vorstellung ist es wirklich völlig ohne Be-
lang, ob Sie sich während Ihres Fluges als bestimmter Vogel sehen oder als Mensch aus Fleisch und Blut. Manche

Menschen stellen sich vor, sie hätten Flügel oder wären
auf besondere Art und Weise gekleidet oder auch nackt.
Nehmen Sie das innere Bild an, das sich Ihnen bietet. Es
ist ein symbolischer Ausdruck Ihres Selbst.
Die »Flughöhe« entscheiden Sie ebenfalls selbst. Ob Sie
nun nur knapp über den Bäumen schweben und alles auf
der Erde sehr genau wahrnehmen oder ob Sie sehr hoch
über den Wolken Ihre Kreise ziehen, steht Ihrem Selbst
frei.
Lassen Sie Ihr höheres Selbst entscheiden, wie Ihr Flug
aussehen soll.
Schweben Sie sehr hoch, so läßt das in den meisten Fällen den Rückschluß zu, daß Sie sich gern sehr weit von
Ihrem alltäglichen Leben entfernen möchten. Arbeiten
Sie an dieser Information. Ihr Selbst ruft Sie mit diesem
Bild auf, zu weiten, fernen Ufern aufzubrechen. Es lohnt
sich, darüber nachzudenken.

Tips für den Weg durch den Tag

Die Reihenfolge: Atemübung, Meditation, Spaziergang,
Körperpflege, Ruhephase, ein kleines Nickerchen und
zum Abschluß Visualisieren hat sich vielfältig bewährt.
Doch richten Sie sich lieber nach Ihren ureigensten Bedürfnissen. Fragen Sie in Ihrem Innern nach: Was würde
ich jetzt gern tun? Ihr höheres Selbst wird Ihnen kaum
die Antwort verweigern.
Entsprechend verhält es sich mit der Tageszeit, zu der Sie
bestimmte Bestandteile des Energie-Fastens durchführen. Sofern Sie von Natur aus ein Langschläfer sind, sollten Sie sich nicht den Wecker stellen, um auch wirklich

morgens um sechs mit der Atemübung zu beginnen. Schlafen Sie, solange Sie es brauchen, und beginnen Sie das Programm nach Ihrem eigenen Rhythmus.

Viele Menschen, die am Morgen aktiv sind, werden die Bestandteile geistiger und seelischer Reinigung früher am Tag durchführen. Ausgesprochene Abendmenschen dagegen empfinden die Meditation und das Visualisieren lieber am späten Nachmittag oder Abend als angenehm.

Vergessen Sie nicht: Dies ist Ihre Auszeit. Sie allein treffen die Entscheidungen, was wann gut für Sie ist.

Falls Sie Hunger bekommen, trinken Sie mehr!

Falls Sie irgendein Unwohlsein verspüren, schauen Sie in der Tabelle Die Saft-Apotheke nach, welcher Saft Ihnen helfen könnte.

Lassen Sie bitte nicht die Meditation oder das Visualisieren weg, nur weil Sie es noch nie gemacht haben. Tun Sie es einfach. Es kann nichts passieren, außer daß Sie ruhig, entspannt und glücklich werden.

Störende Anrufe können Sie dadurch vermeiden, daß Sie nicht ans Telefon gehen oder Ihren Anrufbeantworter anschalten. Niemand zwingt Sie, das Telefon abzunehmen!

Falls Sie ein wenig Aufmunterung brauchen, hören Sie schöne harmonische Musik. Mitsingen ist erlaubt!

Der zweite Tag: Eröffnung der Möglichkeiten

Nun haben Sie schon einen Tag Erfahrung mit dem Energie-Fasten hinter sich. Meinen herzlichen Glückwunsch! Sie sind in der Mitte Ihrer persönlichen Auszeit angekommen. Heute gibt es bestimmt schon einige Dinge, auf die Sie sich besonders freuen, entweder auf die Meditation, das Visualisieren oder die wunderbaren Säfte.

Bewußtes Wachwerden

Freuen Sie sich, gleich nach dem Aufwachen, daß Sie den neuen, wunderbaren Tag noch vor sich haben. Ihr Körper, Ihre Seele und Ihr Geist sind schon recht gut entschlackt. Freuen Sie sich darüber.

Die morgendliche Atemübung: ein Ritual der Freude

Die morgendliche Atemübung kennen Sie bereits vom ersten Tag. Machen Sie daraus ein Ritual der Freude. Führen Sie das Atmen genau wie am ersten Tag durch und denken Sie bei jedem Atemzug: Welch eine Freude, am Leben zu sein! Das wird unter Garantie Ihre Laune auf höchstes Niveau heben. Sie können aber ebenso gut die Atemübung wie am Tag zuvor wiederholen.

Vielleicht empfinden Sie an diesem zweiten Morgen, daß Ihnen gerade diese Atemübung ausgesprochen gut gefällt.

Sie haben die Möglichkeit, dieses Einatmen von Lebensfreude am Morgen, als ein tägliches Ritual, mit in den Alltag zu nehmen. Ein Gedanke, der sich lohnt.

Die Meditationsübung: Widerstände abbauen, Zentrieren

Die Meditation kann durchaus dieselbe sein wie am ersten Tag. Besonders, falls Sie gestern Ihre erste Meditation ausübten, sollten Sie sich an den Ablauf halten, der an Ihrem ersten Tag gut geklappt hat.

Heute sollte es Ihnen schon leichter fallen, Gedanken und Bilder vorüberziehen zu lassen. Der Zwang, Dinge ständig festhalten zu müssen, hat sich vermutlich schon ein bißchen gelockert. Da Sie nun kein völliges Neuland mehr betreten, fühlen Sie sich bestimmt schon sicherer und vertrauter mit dieser Übung. Spüren Sie, wie während Ihrer Meditation innere Widerstände und Blockaden aufgehoben werden. Eine großartige Erleichterung, nicht wahr!

Vielleicht wird Ihnen am zweiten Tag das Glück zuteil, zu merken, wie es im Verlauf der Meditation um Ihren Bauchnabel herum warm wird. Dies ist ein gutes Anzeichen. Ihr Selbst zentriert sich neu durch die Entspannung.

Zwei Finger breit über dem Bauchnabel sitzt das Sonnengeflecht. Als Zentrum des vegetativen Nervensystems und Sitz der sogenannten »wahren Aura« ist es das energetische Zentrum, der Kern der Verbindung zwischen Körper und unsterblicher Seele. Durch Hektik, Streß und Schocks kann die »wahre Aura« aus dem Zentrum katapultiert werden, dieses versteckt sich in Wahrheit in Äußerungen wie »neben sich stehen«. Wird das Sonnengeflecht also beim Meditieren am zweiten Tag warm, ist Ihr Selbst dabei, sich wieder zu zentrieren. Das energetische Zentrum wird neu justiert, und eine wohltuende Entspannung, verbunden mit Glück und Lebensfreude, macht sich breit.

Wechselbäder des Befindens und das Kräuterbad

Am zweiten Tag des Energie-Fastens kann es zu einem rasanten Wechsel Ihrer Stimmungen und Gefühle kommen. Kein Grund zur Beunruhigung. Ebenso wie Ihr Körper von Vergiftungen und Schlacken befreit wird, reinigen sich auch Ihr Geist und Ihre Seele vom Unrat negativer Erlebnisse.

Machen Sie sich keine Sorgen, falls Sie plötzlich weinen oder lachen müssen. Ihr Selbst führt Sie sicher über diese Klippe. Es handelt sich um einen Aufbruch zu neuen Ufern, der bevorsteht. Ihr Selbst möchte allen überflüssigen Ballast über Bord werfen. Hindern Sie es nicht daran! Machen Sie mit! Besonders am zweiten Tag tut ein Kräuterbad Wunder. Die ausgeschiedenen, negativen Gefühle und Gedanken-Energien, genauso wie der Schweiß, lassen sich abwaschen. Ein Bad bedeutet auch eine Energiereinigung, nicht nur einen Vorgang körperlicher Hygiene.

Falls Sie am heutigen Tag öfter das Bedürfnis nach Wasser haben sollten, tun Sie sich keinen Zwang an. Baden Sie so oft Sie diesen Wunsch verspüren. Auch Duschen zwischendurch erleichtert die Ausscheidung von Vergiftungen der Seele und des Geistes.

Negative Energien, wie Beleidigungen, Mißachtung oder Unterschätzung werden heute links liegen gelassen. Falls Sie manchmal Prickeln in den Händen oder Füßen spüren, ist das toll! Ihre Wahrnehmung ist schon so geschärft, daß Sie die Absonderung seelischer Vergiftungen merken. Sie können in diesem Fall Ihre Hände unter fließendes Wasser halten, um den Seelenmüll abzuwaschen. Genauso kann ein gelegentliches Fußbad sehr wirksam sein. Fußbäder mit Rosmarin als Zusatz sind nicht nur belebend, sondern wirken auch stark reinigend in bezug auf Energieverschmutzung.

Körperliche Übungen: liebevoll zu sich sein

Auch heute gilt, wie für jeden Tag des Energie-Fastens: Keine Anstrengungen!

Am zweiten Tag sollten Sie besonders behutsam mit dem Bewegungsprogramm umgehen. Sporteln Sie nur soviel, bis Ihr Körper sich wach und lebendig fühlt. Heute werden starke Gifte ausgeschieden, und da·sollten Sie sich nicht selbst aus Versehen schwächen.

Legen Sie so viele Ruhepausen ein, wie Sie brauchen. Ein kleiner Spaziergang ist immer noch die beste Methode, sich ein wenig zu bewegen, Sauerstoff zu tanken und sich nicht zu überfordern.

Körperpflege

Da Sie heute vermutlich ohnehin ein starkes Bedürfnis nach Wasser haben, können Sie diese Reinigungsvorgänge auch noch mit zusätzlicher Pflege kombinieren. Bürsten Sie mit Naturborsten Ihren Körper ab. Die Blutzirkulation der Haut wird angeregt, und die Ausscheidung von Giften wird so beschleunigt. Zugleich werden Verunreinigungen und abgestorbene Hautzellen entfernt. Die Haut kann wieder frei atmen. Auch das Abreiben des Körpers mit Mandelkleie ist eine wohltuende Reinigung. Mandelkleie gibt es in Reformhäusern.
Die zusätzliche Reinigung der Haut wird Ihr allgemeines Wohlbefinden erheblich steigern.

Persönliche Rituale durchführen

Vielleicht haben Sie sich am ersten Tag nicht so recht an das Kapitel der persönlichen Rituale herangewagt, weil ja das gesamte Energie-Fasten Neuland für Sie war. Am zweiten Tag können Sie sich nun auch an dieses Experiment heranwagen. Lesen Sie noch einmal die Vorschläge des ersten Tages durch. Auch das Kochen von Kräutertee kann zur Zeremonie werden!

Visualisierung: Vertiefung des Glaubens, Führung erfahren

Versetzen Sie sich wieder in Ruhe und Entspannung, wie Sie es am ersten Tag gelernt haben.

Rufen Sie erneut Ihr höheres Selbst oder Ihren Schutzengel herbei. Dieses Mal wird es vermutlich sehr viel schneller gehen, denn Ihr höheres Selbst oder Ihr Schutzengel haben bereits auf Sie gewartet.

Heute wissen Sie bereits, daß Sie dem höheren Selbst oder Ihrem Schutzengel voll und ganz vertrauen können. Es wird Ihnen nichts geschehen. Das höhere Selbst und Ihr Schutzengel meinen es immer ausgesprochen gut mit Ihnen.

Vertrauen Sie sich heute am zweiten Tag ganz der Führung des höheren Selbst oder Ihres Schutzengels an. Heute geben Sie kein Ziel vor, wohin die innere Reise führen soll.

Bitten Sie lediglich um positive und liebevolle Führung. Lassen Sie sich zeigen, was die höheren Ebenen Ihnen bewußt machen wollen.

Die Erlebnisse können Ihren Glauben vertiefen. Erstaunt werden Sie feststellen, wieviel Fürsorge Ihnen zuteil wird, wieviel ständige Unterstützung Sie von den göttlichen Ebenen erhalten, ohne daß Sie dies im Alltag je bemerkt hätten. Bevor Sie Ihre Reise am heutigen Tag beschließen, können Sie ein wenig kosmische Kraft tanken. Ihr Selbst oder Ihr Schutzengel steht am Ende der Reise wieder neben oder vor Ihnen. Bitten Sie um Energie. Sie werden deutlich spüren, wie hellgelbes bis weißes Licht warm in Sie eindringt. Sobald Ihr ganzer Körper wohlig warm und aufgeladen ist, bedanken Sie sich dafür und verabschieden Sie sich bis zum nächsten Tag.

Hinweise

Es ist ganz verschieden, was Menschen auf dieser zweiten inneren Reise erleben. Manche schwebten durch das Universum, vorbei an unzähligen Planeten, an der starken Hand Ihres Schutzengels. Zurückgekehrt erfüllte diese Menschen ein tiefes Gefühl von Frieden und Dankbarkeit. Andere landeten auf einer paradiesischen Südseeinsel, sie reisten einzig und allein durch das Sich-dorthin-Denken dorthin. In den meisten Fällen ist es ein Stück höherer göttlicher Zusammenhänge, die geschaut werden durften. Zurück bleibt meist ein Gefühl von Glück und Dankbarkeit. Die Selbstüberschätzung ist bei vielen Menschen nach dieser Reise gewichen.

Manche Menschen erleben bestimmte Situationen oder Bilder, die sie bislang noch nicht kannten. Hierin steckt eine höhere Botschaft. Prägen Sie sich diese Dinge gut ein. Vielleicht erkennen Sie darin eine Richtungsweisung für Ihr künftiges Leben.

Die Affirmation: Teil des größeren Ganzen sein

Hat Ihnen die Affirmation des ersten Tages ausgesprochen gut gefallen, können Sie diese auch am zweiten Tag verwenden. Alles in diesem Programm soll nur ein Vorschlag sein. Falls Sie aber Lust verspüren, eine andere Affirmation zu wählen, versuchen Sie diese:

Legen Sie sich entspannt und bequem hin. Schließen Sie die Augen. Entspanntes Durchatmen hilft, um innerlich zur Ruhe zu kommen.

Stellen Sie sich vor Ihrem inneren Auge eine ausgesprochen angenehme Situation vor. Sie selbst müssen ein Teil dieser Vorstellung sein. Genießen Sie diesen Zustand eine Weile. Nun stellen Sie sich vor, alle Personen, Tiere oder Gegenstände wären untereinander mit hellen, weichen Fäden verknüpft. Bewegt sich eine Person, ein Tier oder ein Gegenstand, dann gerät das ganze Gewebe in Bewegung. Beobachten Sie diese Wellenbewegungen des Gewebes. Sie werden schnell bemerken, heftige Bewegungen erschüttern das ganze Gewebe, langsame rhythmische Bewegungen dagegen lassen es schwingen. Dieses Gewebe, diese energetischen Verbindungen, bestehen zwischen allen Wesen und Gegenständen auf der Erde. Beobachten Sie, welche Aktivitäten das Energiegewebe fröhlich und in Wellenform schwingen läßt. Dies ist die Art, wie man sich verhalten sollte, um das ganze Gewebe nicht aus dem Gleichgewicht zu bringen.

Üben Sie rhythmische Bewegungen, die das Energiegewebe in positive, wellenartige Schwingungen versetzen. Auch Sie sind ein Teil dieses Energiegewebes auf dieser Erde.

Tips für den Weg durch den Tag

Der heutige Tag wird Sie vermutlich öfter aus dem Gleichgewicht bringen. Denken Sie daran, es sind lediglich die negativen Energien, die Ihre Seele und Ihren Geist verlassen.

Seien Sie heute besonders liebevoll und geduldig mit sich. Sollten Sie für etwas mehr Zeit als sonst brauchen, ist das nicht weiter schlimm. Nehmen Sie sich die Zeit. Möchten Sie sich mehr ausruhen als gestern, tun Sie es. Es ist niemand da, der Ihnen Vorschriften macht. Also tun Sie es auch selbst nicht. Fügen Sie sich dem natürlichen Reinigungsrhythmus Ihres Selbst. Verwöhnen Sie sich mit besonders schmackhaften Säften. Sie haben sich diese guten, gesunden Zutaten verdient.

Der dritte Tag:
Kraft und neue Horizonte

Dies ist die letzte Etappe Ihrer Kurzkur. Der dritte Tag bringt fast allen Energie-Fastern ein wahres Hochgefühl. Lebensfreude pur wird getankt, die Energien sind wieder auf dem Höchststand.

Seien Sie nicht traurig, daß dieser letzte Tag sich dem Ende der Auszeit nähert. Es gibt bestimmt bald wieder eine Gelegenheit für Sie, auf einen weiteren, persönlichen Abenteuerurlaub mit dem Energie-Fasten zu gehen. Vielleicht haben Sie schon viele neue Ideen und Anregungen gewonnen, so daß Sie in Ihrem weiteren Leben nicht mehr auf die nächste Auszeit zur Entgiftung warten müssen, sondern jeden Tag von vornherein gesünder angehen.

Bewußtes Wachwerden

Begrüßen Sie, wie schon seit zwei Tagen, den neuen Morgen mit Freude und Dankbarkeit. Ist es nicht herrlich, einen neuen, jungen Tag vor sich zu haben, mit vermutlich vielen neuen Erlebnissen?

Heute werden Sie große Mengen an Energie tanken, um auch morgen voller Tatendrang an den Start gehen zu können.

Die morgendliche Atemübung:
Dankbarkeit und Freude

Die Atemübung bleibt dieselbe wie an den beiden ver-
gangenen Tagen. Vielleicht haben Sie heute außerdem
das Bedürfnis, ein Dankgebet zu sprechen. Tun Sie es. Es
ist keine Schande, dankbar zu sein!

Die Meditationsübung: das kosmische Licht –
Quelle unendlicher Kraft

Machen Sie die Meditationsübung, die Ihnen an den beiden vorangegangenen Tagen am meisten zugesagt hat.
Sobald Sie zur Ruhe gekommen sind und am Ende Ihrer
Meditation Ihr Geist ganz leer und frei ist, beenden Sie
nicht gleich die Übung.
Öffnen Sie ganz langsam die Hände, so daß die aus-
gestreckten Handoberflächen nach oben zeigen. Nun
bitten Sie um Energie aus der unendlichen, göttlichen
Quelle. Die Energie wird über Ihre Hände in Ihren
ganzen Körper strömen und ihn warm und stark machen.
Ist Ihr ganzer Körper aufgeladen, so bedanken Sie sich
und klatschen vor Ihren immer noch geschlossenen Augen in die Hände. Versuchen Sie jedoch nicht zu über-
treiben. Mehr als »volltanken« können Sie sich nicht.
Wenn Ihr ganzer Körper warm und mit Energie angefüllt
ist, haben Sie genug Energie.

Körperliche Übungen: die neue Kraft spüren

Heute werden Sie kraftvoll, energiegeladen und voller Lebensfreude auftreten. Dies sollte Sie jedoch nicht dazu veranlassen, sich an diesem Tag körperlich zu verausgaben. Trotzdem ist es durchaus erlaubt, den heutigen Spaziergang etwas auszudehnen. Allerdings sollten Sie nicht Ihre Heimatstadt umrunden oder den Versuch machen, aus Spaß jeden Jogger zu überholen. Sie fühlen sich, als könnten Sie Bäume ausreißen? Fein, aber tun Sie es bitte nicht. Sie sind immer noch innerhalb des Energie-Fastens! Es geht immer noch darum, Energie aufzutanken! Vergeuden Sie Ihre Kräfte nicht.

Körperpflege

Das tägliche Kräuterbad hat sicherlich mittlerweile einen Spitzenwert auf Ihrer Wohlfühl-Skala erreicht. Nichts spricht dagegen, es nicht als festen Bestandteil mit in den Alltag zu übernehmen und zum abendlichen Entspannungsritual zu machen. Heute dürfen Sie sich schon ein bißchen mehr zumuten. Sie können Ihren Körper zusätzlich mit heißen und kalten Wechselduschen beleben. Das tut dem Kreislauf gut, härtet ab und steigert die Energie.

Persönliche Rituale für die Zukunft auswählen

Falls Sie während der letzten zwei Tage ein oder mehrere Rituale entwickelt haben, die Ihnen ausgesprochene Freude und innere Harmonie bescherten, bleiben Sie dabei. Vielleicht möchten Sie diese Art innerer Gleichgewichtsübung nicht mehr missen. Das ist ein gutes Zeichen. Ihre Seele hat eine wahre Quelle der Freude gefunden.

Für den Fall, daß Sie, auch am letzten Tag Ihrer Auszeit, immer noch nicht wissen, was Sie zum Ritual erheben sollen, dann verschieben Sie diese Übung auf das nächste Mal. Nichts, was Sie ärgert oder anstrengt, hat Platz in Ihrem persönlichen Programm. Vielleicht sind Sie einfach kein Typ für Rituale, haben aber dafür ausgesprochenen Gewinn aus den inneren Reisen gezogen. Es müssen nicht alle Bestandteile dieses Programms bei jedem gleichermaßen auf Begeisterung stoßen.

Visualisierung: Das wahre Selbst kennt den wahren Lebensplan

Bereiten Sie sich, wie gewohnt, auf Ihre innere Reise vor. Bitten Sie heute Ihr höheres Selbst oder Ihren Schutzengel um einen Einblick besonderer Art. Bitten Sie darum, Ihr wahres Selbst oder Ihre wahre Lebensaufgabe erkennen zu dürfen. Es ist von entscheidender Bedeutung, daß Sie das, worum Sie bitten, auch wirklich wissen wollen. Haben Sie zum Beispiel ein mulmiges Gefühl hinsichtlich Ihrer wahren Lebensaufgabe und möchten das eigentlich gar nicht wissen, dann lassen Sie es. Es ist völlig in Ordnung, wenn Sie die Reise vom zweiten Tag wiederholen. Dabei können Sie Energie tanken und befreiende Entspannung mitnehmen.

Für alle, die Ihre wahre Lebensaufgabe oder das wahre Selbst erkennen möchten, gilt: Bitten Sie Ihr Selbst oder Ihren Schutzengel nur um eine Sache. Verwirren Sie sich und Ihre innere Führung nicht durch doppelte oder dreifache Wünsche. Ein Reiseziel zur Zeit ist genug. Falls es noch mehr gibt, was Sie erfahren wollen, dann spricht nichts dagegen, die inneren Reisen auch nach dem Energie-Fasten fortzusetzen.

Was Ihnen nun gezeigt wird, mag Sie erstaunen, erfreuen oder verwundern. Aber es ist die Wahrheit. Seien Sie unbesorgt, Ihr höheres Selbst oder Ihr Schutzengel wird Ihnen nur soviel zeigen, wie Sie verkraften können.

Natürlich kann es vorkommen, daß Ihre eigentliche Lebensaufgabe völlig verschieden von Ihrem jetzigen Beruf ist. Das muß Sie nicht gleich umhauen. Dieses Wissen ist jedoch wertvoll für Sie. Deshalb müssen Sie nicht gleich kündigen. Sie können Ihr Leben langsam, Stück für Stück, in die neue, wahre Richtung drehen.

Das Erkennen der wahren Lebensaufgabe oder des wahren Selbst ist für die meisten Menschen ein Großereignis voller Freude. Das ganze Selbst sprudelt über vor Erleichterung und Dankbarkeit. Endlich gibt es eine Antwort auf oft jahrelang unterdrückte Fragen, die in das Bewußtsein vorgedrungen sind. Am Ende dieser außergewöhnlichen Reise dürfen Sie sich noch einmal mit göttlicher Energie aufladen, bis Sie ganz warm und energetisiert sind.

Vergessen Sie nicht, sich für die freudigen Erlebnisse und die Energie zu bedanken. Verabschieden Sie sich nicht mit dem Versprechen, am nächsten Tag wiederzukommen, sofern Sie dies nicht wirklich vorhaben. Verabschieden Sie sich lieber bis zum nächsten Mal.

Die Affirmation: eins mit dem Universum, göttliche Liebe

Legen Sie sich entspannt und bequem hin, schließen Sie die Augen. Entspanntes Durchatmen hilft, um innerlich zur Ruhe zu kommen.

Begeben Sie sich vor Ihrem inneren Auge in das Universum. Sobald Sie sich geborgener fühlen, dürfen Sie zu dieser Affirmation Ihren Schutzengel mitnehmen. Ist es nicht erstaunlich, welche Dimensionen alles besitzt? Wie im Mikrokosmos der Atome dreht sich auch hier, im Makrokosmos, in der Welt der Planeten, alles um ein energetisches Zentrum. Das Prinzip ist überall gleich, auch in Ihnen selbst. Auch Sie sind Teil dieses Universums. Nichts, was existiert, bildet eine Ausnahme. Überall herrschen dieselben einfachen und genialen Gesetzmäßigkeiten.

Der Ursprung aller Dinge ist Gott, als unendliche Quelle reinster Energie. Die göttliche Energie kann auch Liebe genannt werden. Spüren Sie die unendliche Liebe Gottes in jedem Detail des Universums?

Auch Sie dürfen an der Liebe Gottes teilhaben. Ob Sie sich Gott zuwenden oder nicht, er war, ist und wird da sein, als unendliche, ewig sprudelnde Quelle der Liebe.

Tips für den Weg durch den Tag

Falls Sie die dritte, innere Reise zu Ihrer wahren Lebensaufgabe oder zu Ihrem wahren Selbst gemacht haben, sollten Sie diese Erlebnisse aufschreiben. Sie werden sich vermutlich ohnehin noch sehr lange an diese Reise erinnern. Doch manche Details könnten verlorengehen, die hilfreiche Hinweise zur Verwirklichung Ihrer wahren Ziele sein könnten.

Wenn es Ihnen auch noch so unter den Nägeln brennt: Es ist meist nicht sehr empfehlenswert, mit den Erlebnissen der inneren Reisen hausieren zu gehen. Natürlich können Sie Ihrem Partner oder einem sehr vertrauten Freund davon berichten, falls Sie es gern täten. Doch sollten Sie sparsam mit Informationen an Ihre restliche Umgebung sein. Denn Ihre innere Gewißheit, die Wahrheit zu kennen, wird Sie noch ein ganzes Stück Ihres Lebensweges tragen müssen. Verpulvern Sie die Kraft Ihres inneren Wissens nicht.

Übernehmen Sie sich am dritten Tag nicht, obwohl Sie vermutlich vor Kraft strotzen. Das Energie-Fasten ist noch nicht zu Ende. Im Gegenteil, am heutigen Tag bewegt es sich gerade auf seinen Höhepunkt zu.

Bedanken Sie sich am Abend vor dem Einschlafen noch einmal für all die neu gewonnene Energie und die wunderbaren Erlebnisse der inneren Reisen. Ohne himmlische Unterstützung ist der Mensch ausgeliefert. Freuen Sie sich noch einmal an Ihrer Gewißheit, ein Teil der göttlichen Ordnung zu sein.

Der Abschluß: Wunschliste oder neuer Lebensplan?

Den letzten Tag des Energie-Fastens können Sie nach Belieben ausklingen lassen.

Viele Menschen verspüren den sehnlichen Wunsch, Ihre Erlebnisse aufzuschreiben. Wenn Ihnen danach ist, tun Sie es. Eine kleine Auflistung neuer Ziele oder Veränderungswünsche kann eine wertvolle Stütze im morgen beginnenden Alltag bedeuten. Wer allerdings überhaupt keine Lust verspürt, etwas aufzuschreiben, sollte es lassen. Denn Sie wissen doch noch aus der Meditation: Die wirklich ewigen Wahrheiten und Erkenntnisse gehen niemals verloren.

Das Fastenbrechen

Der erste Tag nach dem Fasten

Am besten, Sie fangen am ersten Tag nach dem Energie-Fasten nicht gleich wieder mit Ihren alten, schlechten Eßgewohnheiten an. Sollte etwas Obst und Gemüse vom Energie-Fasten übrig geblieben sein, dann können Sie jetzt die Reste essen.

Ihr Frühstück sollte hauptsächlich aus Früchten bestehen. Mittags verträgt Ihr Magen sicher eine kleine Portion gedünstetes Gemüse.

Und abends können Sie etwas Müsli mit frischen Früchten und Joghurt verrührt genießen.

Vielleicht war das Energie-Fasten für Sie Anlaß genug, einmal gründlich über Ernährung nachzudenken. Die Umstellung auf gesunde Vollwerternährung wird Ihnen sicherlich viel besser bekommen als das übliche, denaturierte Essen. Kombiniert mit einer vollwertigen Ernährung sei Ihnen noch einmal Trennkost als optimale Methode für leistungsorientierte Menschen ans Herz gelegt. Seien Sie weiterhin gut zu sich!

Dem Alltag neu begegnen:
In der Ruhe liegt die Kraft

Lassen Sie sich nicht gleich wieder aus dem neu gewonnenen Gleichgewicht bringen. Erledigen Sie alle Arbeiten mit Spaß, Elan und Ruhe. Hektik hat noch nie einen Arbeitsvorgang beschleunigt. Durch Streß treten nur Fehler auf, die hinterher doppelt soviel Zeit zur Korrektur brauchen, wie das Eiltempo eingespart zu haben scheint.

Sie können nicht mehr tun, als zuverlässig und gewissenhaft zu arbeiten. Wenn jemand Sie zu hetzen versucht, sagen Sie ruhig: »Ich will keine Zeit durch Fehler verschwenden!«

Versuchen Sie Ihre neue Ruhe und Gelassenheit auf andere zu übertragen. Lassen Sie sich nicht umgekehrt von dem Streß und der Hektik Ihrer Umgebung beeinflussen.

Sie kennen nun die Quellen der unendlichen Kraft. Kommt es Ihnen nicht auch ein bißchen albern vor, wie ein aufgescheuchtes Huhn herumzulaufen? Denken Sie an das Energiegewebe. Hektik erzeugt keine natürlichen Wellen. Ruhe und Gelassenheit sind dem Rhythmus der Natur, den dynamischen Wellen des Lebens, angepaßt.

Wiederholungen des Energie-Fastens:
mehr Kraft und neue Lebensfreude

Nichts spricht dagegen, das Energie-Fasten zu wiederholen. Sie haben es jetzt als eine sehr effektive Methode kennengelernt, sich zu entgiften und Kraft zu tanken. Doch Ihr Hauptaugenmerk sollte eher auf einer umfassenden positiven Veränderung Ihres Lebens liegen. Energie-Fasten bringt zwar als Kurzkur Ihren Körper, Seele und Geist wieder auf Trab, doch sollte dies kein Grund sein, die neuen Energien immer wieder zu verpulvern.

Ziehen Sie aus Ihren Erfahrungen und Erlebnissen während des Energie-Fastens für sich den größtmöglichen Profit: Gestalten Sie Ihr Leben insgesamt gesünder. Es muß nicht alles von heute auf morgen geschehen, aber jede weitere kleine Veränderung bringt Sie einer gesunden Lebensführung ein wenig näher. Jede Reise von tausend Meilen beginnt mit dem ersten Schritt.

Literatur

Die große GU Nährwert-Tabelle. München 1996

Höhn, W.: Heilfasten mit Früchten. Energie und Gesundheit für Körper und Seele. München 1995

Leibold, G.: Gesundheit für die ganze Familie. Niedern-
hausen 1991

Plüss, G.: Schlank & Fit durch Trennkost. München 1997

Porter, K. / Foster, J.: Mentales Training. Der moderne
Weg zur sportlichen Leistung. München 1987

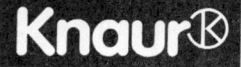

ALTERNATIV HEILEN

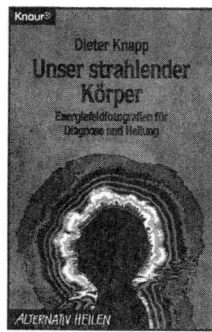

(76127)

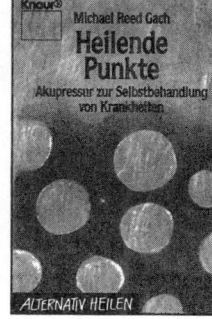

(76002)

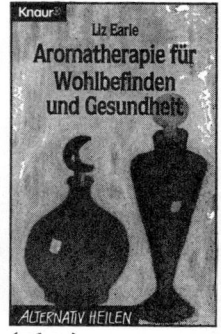

(76131)

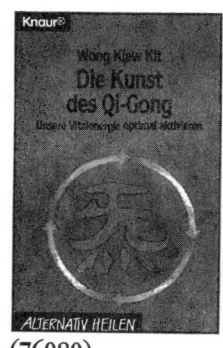

(76080)

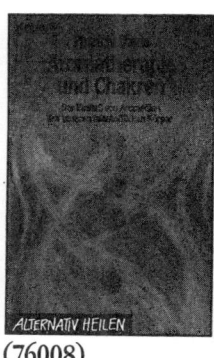

(76008)

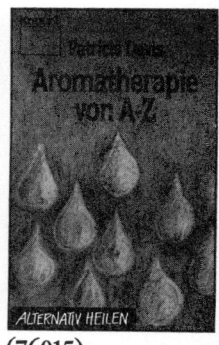

(76015)

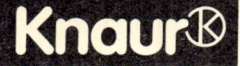

ALTERNATIV HEILEN

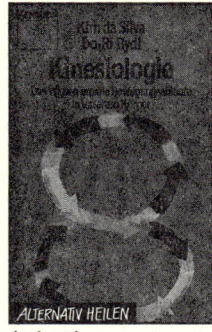

(76021)

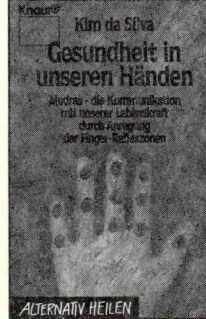

(76019)

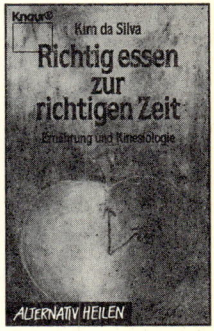

(76020)

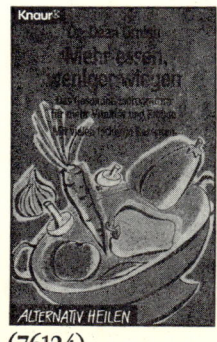

(76124)

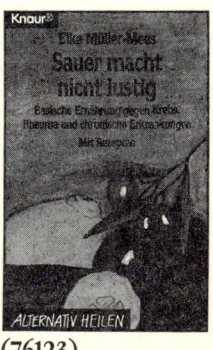

(76123)

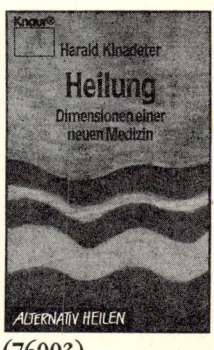

(76003)

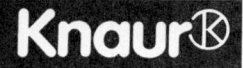

ALTERNATIV HEILEN

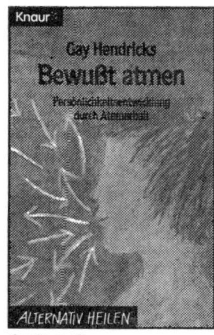

(76086)

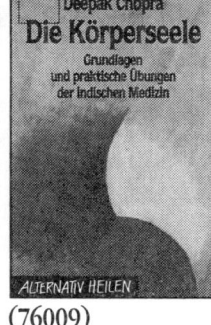

(76009)

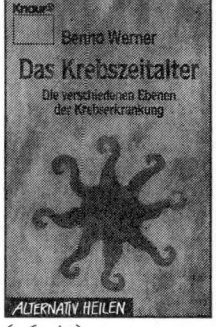

(76040)

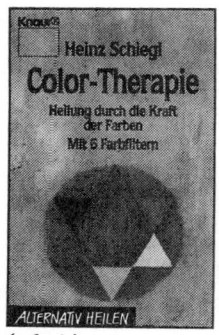

(76041)

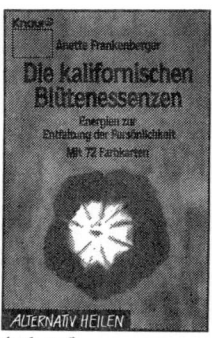

(76036)

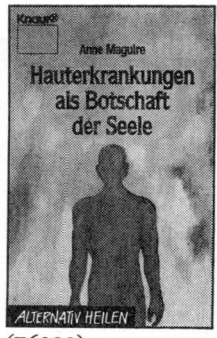

(76039)

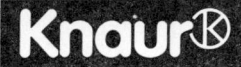

ALTERNATIV HEILEN

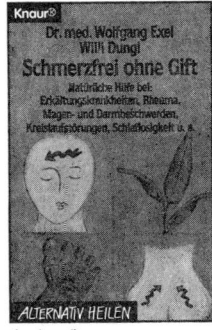

(76116)

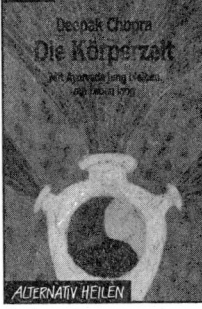

(76095)

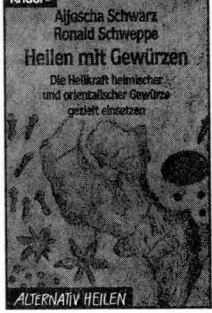

(76105)

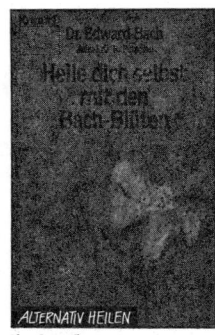

(76016)

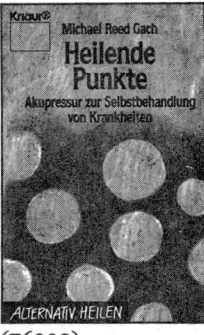

(76002)

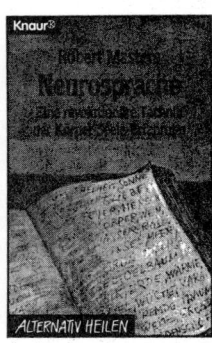

(76121)

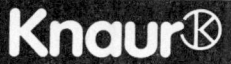

Feng Shui

Die uralte Wissenschaft der chinesischen Geomantie

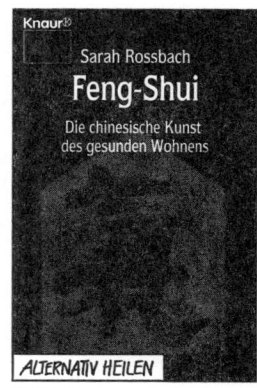

(76073)

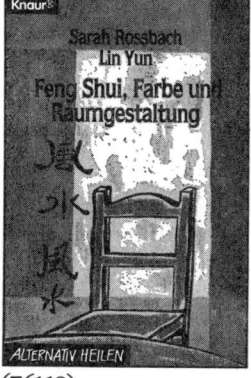

(76118)

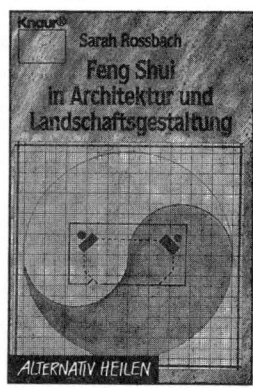

(76103)